Simon van de Loo

The Marybeth Chronicles

AF178736

Simon van de Loo

The Marybeth Chronicles

Ungerührt

"Martyria Stories" - Novelle

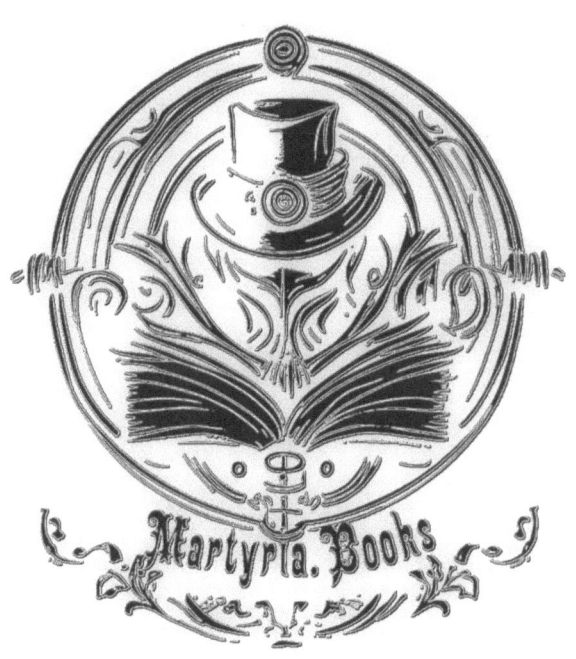

Dieses Buch entstand in Kooperation mit dem ChaosBooks Syndicate.

Wie jede Geschichte aus meiner Feder, ist 'Marybeth' meiner wunderbaren Tochter Ylvie gewidmet, der größten Inspiration für die Figur der Marybeth und der größten Liebe meines Lebens.

Inhalt

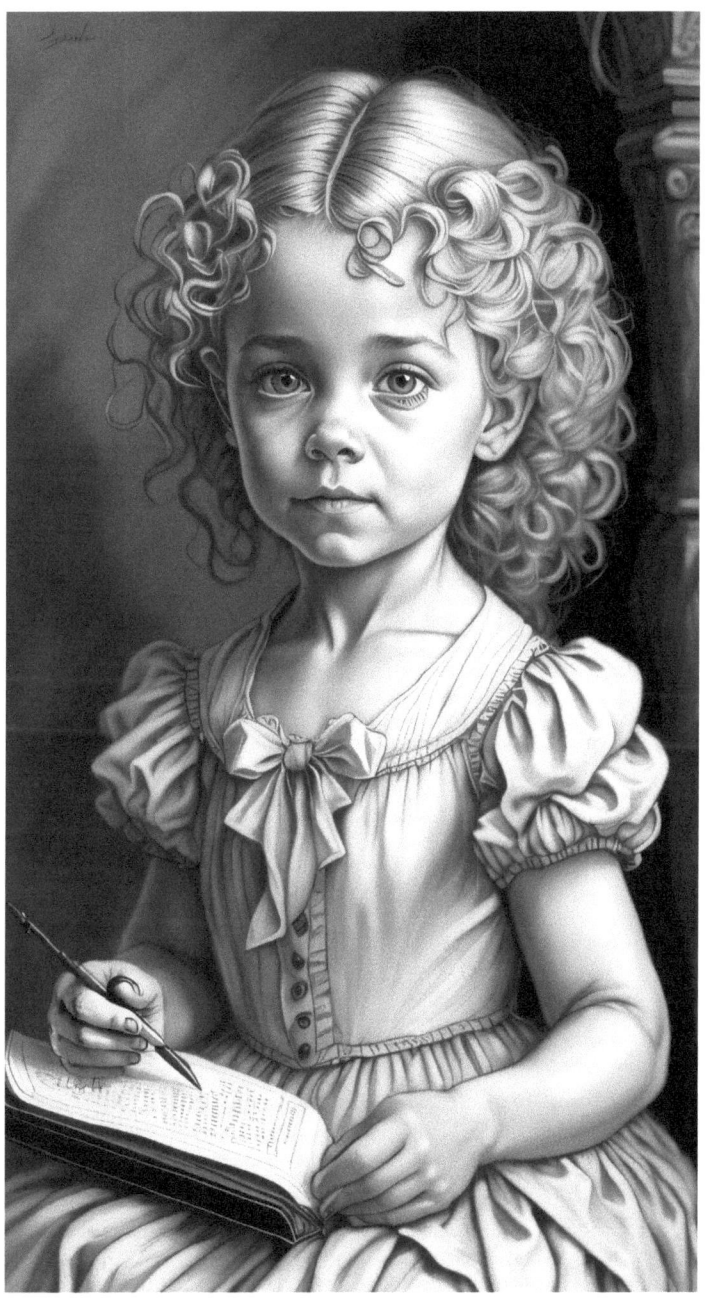

Glauben und Produktivität

1 855 m.Z, St. Puritanus Cathedral, Distrikt des Einen, Loras - „... denn wir, deren Adern frei sind von der Verderbnis, sind sein auserwähltes Volk – die Krone seiner Schöpfung. Und wie uns bereits das 'Liber Immaculatae' berichtet ..." Arthur gähnte und rieb sich die Augen, während sich die Worte des Erzbischofs längst aus seiner aktiven Wahrnehmung zu verflüchtigen begannen. Diese Kirchenvorträge. Wie gerne würde er jetzt zu Hause auf seinem Violoncello spielen, mit seinem Diener Lawrence ausreiten oder den weitläufigen Garten des königlichen Schlosses erkunden. Er hörte ein leises, gekünsteltes Räuspern neben sich und ein Blick zur Seite offenbarte das vorwurfsvolle Gesicht seiner Cousine Marybeth. Arthur verdrehte die Augen. Wann immer er mit seiner Familie aus Dornesse abreiste, um die Sommermonate bei seinem Onkel in Loras zu verbringen, war sie sofort zur Stelle, um ihn mit ihrer pedantischen Art zu behelligen. Als würde Marybeth sich um das Gerede der Pfaffen scheren – gerade sie, deren Fokus trotz ihres jungen Alters stets auf Logik und Wissenschaft lag.

So unauffällig wie es einem Sprössling der königlichen Familie überhaupt möglich war, neigte Arthur seinen Kopf zu ihr hinüber. „Was ist? Habt Ihr schließlich doch noch zum Glauben gefunden, Cousinchen?"

Wie aus einem tiefen Instinkt heraus wich Marybeth vor ihm zurück, ihre Miene wie immer ausdruckslos, doch ihre beinahe unsichtbaren weißblonden Augenbrauen leicht zusammengezogen. „Es ist unsere Pflicht zu glauben", flüsterte sie, ohne ihn anzuschauen, ihren Blick fest auf die Lippen des greisen, in prunkvolle Gewänder gehüllten Kirchenmannes gerichtet.

Arthur zog verwundert seine Brauen hoch. „Aber du glaubst doch gar nicht."

„Es ist unsere Pflicht gegenüber unserem Volk", wiederholte das Mädchen und fuhr sich geistesabwesend mit der Hand durch ihre auffällig stark gelockte, hellblonde Haarpracht.

Arthur kannte die Geste. Sie bedeutete, dass Marybeth sich unbehaglich fühlte. Gerade wollte er etwas erwidern, sie darauf hinweisen, dass es keinen Grund dafür gab, derart überpenibel zu sein, als ein strenger Seitenblick seines Onkels jeden Gedanken in ihm verstummen ließ. Schnell blickte er zur anderen Seite und suchte die Aufmerksamkeit seines Vaters. Kaum merklich schüttelte dieser warnend mit dem Kopf. Mit König Harold legte man sich besser nicht an – schon gar nicht, wenn es um seine geliebte Marybeth ging.

Eigentlich war auch sie nur seine Nichte. Nicht näher mit ihm verwandt als Arthur selbst. Doch seit dem plötzlichen Tod ihrer Eltern vor fünf Jahren hatte Harold sich ihrer angenommen und sie großgezogen, als wäre sie seine eigene Tochter. Marybeth war zu diesem Zeitpunkt erst vier Jahre alt gewesen. Nun war sie neun und die Gerüchte, sie würde nach dem Tod des Königs dessen Nachfolge antreten, wurden lauter und lauter, insbesondere jetzt, da es seit einiger Zeit nicht gut um die Gesundheit des beliebten Monarchen stand.

Dem Drang zu seufzen widerstehend, ließ der gelangweilte Arthur seinen Blick durch die riesige Kathedrale schweifen. Er war beeindruckt von der Größe und Pracht des Gebäudes, konnte sich jedoch nicht wirklich für die Predigt des Geistlichen begeistern. Er beobachtete die hohen Decken, die kunstvollen Malereien und die bunten Glasfenster. *Wie viel Arbeit und Aufwand es gekostet haben muss, all diese Details anzufertigen*, dachte er im Stillen bei sich. Zuletzt streiften seine Augen das prächtige rote Banner, das von der Decke hing und im Wind sanft hin und her schaukelte. Es war mit goldenen Verzierungen versehen und trug das Wappen der königlichen Familie. Seiner Familie. Die dem Volk und der Kirche verpflichtet war. Marybeth hatte recht. Das Volk hatte nicht für den Bau dieses Monuments menschlicher Macht und Erhabenheit gearbeitet, damit er als sein Diener diese Gabe nicht wertschätzte. Tapfer widmete er seine Aufmerksamkeit wieder dem sonor in einem sakralen Singsang vor sich hin betenden Mann auf der Kanzel, fest entschlossen, den Rest des Gottesdienstes aufmerksam und konzentriert zuzuhören.

„… und ich frage euch, Brüder und Schwestern der Reinheit, waren es die verderbten Magier Thanatiens, die sich im Schweiße und Blute ihres Angesichts aus den Trümmern des alten Reiches wieder erhoben? Nein, sie waren es nicht – sie, die verdammt sind zu einem Leben als unbeseelte Knochen, verborgen unter einer Hülle fauligen Fleisches. Wir waren es. Wir, das auserwählte Volk, dessen Blut nicht besudelt ist von der sündigen Befleckheit der Magie."

Zu Arthurs Leidwesen war die zweite Hälfte des Gottesdienstes nicht wesentlich unterhaltsamer als die erste. Glücklich stand er nach dem Abgesang von der unbequemen Kirchenbank auf, die trotz der protzigen Samtpolster einen unangenehmen Druck auf sein Gesäß ausgeübt hatte. Er reckte seine steifen Glieder. Insgeheim fühlte er sich in diesem Moment von seiner Verantwortung als royaler Repräsentant gemartert und geknechtet, als habe das Volk von Loras ihm absichtlich einen wertvollen Teil seiner Lebenszeit gestohlen. Seine Cousine hingegen wirkte wach und konzentriert wie immer. Wie machte sie das nur? Ganze acht Jahre war sie jünger als er und doch schien sie manchmal so gewissenhaft, so stark mit ihrer Rolle verflochten – so unnahbar.

Die königliche Familie wartete auf dem ihr vorbehaltenen Balkon der Kathedrale, stolz und mächtig auf den sauberen weißen Marmor der Halle hinabblickend, bis das einfache Volk seines Weges gegangen war. Bereits ein Leben lang war Arthur und Marybeth erklärt worden, dass auch dies ein Teil ihres Erbes war – ihrer Aufgabe – und das nicht nur aus pragmatischen Sicherheitsbedenken heraus. Es war wichtig, gesehen zu werden. Ein Teil dessen zu sein, was die Bürger bewegte und ihnen mit gutem Beispiel voranzugehen.

Als das Gebäude abgesehen von ihnen und einigen in ihren Reinigungsarbeiten emsig umher huschenden Kirchendienern schließlich menschenleer war, entspannte sich der majestätische Ausdruck des Königs und wandelte sich zurück in das sanfte, aber kränkliche Gesicht Onkel Harolds.

„George", richtete er sich leise an Arthurs Vater, „ich habe heute noch eine wichtige Besichtigung in einer der Fabriken, die ich in den vergangenen Jahren aus öffentlichen Geldern habe bezuschussen lassen. Aber meine Glieder bereiten mir heute wieder Kummer. Wärt Ihr so nett, an meiner statt …"

Zwar hatte Harold seine Bitte unausgesprochen im Raum stehen lassen, doch George nickte bereits mit ernster Miene. „Natürlich Bruder. Ich kann das für Euch übernehmen."

Der König schenkte ihm ein dankbares Lächeln. „Ich danke Euch. Ihr könnt meine Kutsche nehmen – der Kutscher weiß, wo er hinfahren muss. Und lasst Marybeth mit Euch kommen. Sie hatte noch nicht viele Berührungen mit einfachen Arbeitern und es kann nicht schaden, wenn sie das echte Leben da draußen einmal mit eigenen Augen sieht."

Bei der Nennung von Marybeths Namen warf Arthur George einen flüchtigen Blick zu. Die anfängliche Begeisterung, mit der dieser die ihm gestellte Aufgabe angenommen hatte, war sichtbar abgeflaut. Arthur wusste, dass sein Vater nicht besonders viel für Marybeth übrig hatte. Schon oft hatte er sie im Privaten als undankbaren Emporkömmling bezeichnet. Als unterkühlt und unfreundlich, als sonderbare Göre, welche die Rolle eines Mädchens in der königlichen Familie offensichtlich entweder missverstand oder absichtlich nicht dazu bereit war, sie richtig und angemessen auszufüllen. Doch Arthur nahm an, dass häufig nur der Neid die Zunge seines Vaters übernahm. Es war offenkundig, dass Onkel Harold Marybeth bevorzugte und als eine Art Tochter sah. Das war zwar nicht gerecht, doch es machte aus Marybeth keinen schlechteren Menschen, wenngleich sie tatsächlich zuweilen etwas absonderlich war.

Nachdem sie sich versichert hatten, dass die Diener eine weitere Kutsche für die Heimfahrt des Königs organisierten, verließen George, Marybeth und Arthur die Kathedrale. Obwohl die frische Luft ein wohliges Gefühl auf der Haut verursachte, lohnte es sich nicht, sie einzuatmen. Wie üblich im Distrikt des Einen, war sie von einem stechenden Duft, einer Mischung von verbranntem Fleisch und Weihrauch, durchzogen. Arthur wagte einen kurzen Blick auf das morbide Antlitz des Kirchplatzes. Die verbrannten Leiber von Hexenmeistern und Blasphemisten, die sich, den mahnenden Ausdruck ihrer letzten Qualen noch auf dem Gesicht, dem Volke an ihren dreieckig angespitzten Spießen darboten. Es war eine offenkundige Warnung – wer sich der Magie hingibt, hat sein Recht auf Leben verwirkt.

Und trotz all ihrer eigenen Taten bezeichnen sie die Magier als barbarisch, verzog der Prinz angewidert das Gesicht, *die Lehren der Kirche sind längst veraltet. Viele ihrer Regeln obsolet. Sie sollte stärker vom Staat getrennt werden und aufhören, der Krone vorzuschreiben, wie sie ihr Reich zu führen hat.*

Die Stimme seines Vaters unterbrach seine kritischen Gedanken. „Los Arthur, steig schon ein", drängelte er und hinderte seinen Sohn daran, sich die martialische Botschaft noch genauer anzusehen.

Marybeth saß bereits in der mit aufwendigen Schnitzereien reichlich verzierten Kutsche und sah mit ihrem üblichen nichtssagenden Blick aus den kristallklaren Glasfenstern des Gefährts zu ihm hinaus. *Solche Glasarbeit muss sündhaft teuer gewesen sein*, überlegte Arthur anerkennend und öffnete die Tür. Mit angemessenem Abstand setzte er sich neben Marybeth auf einen der edlen, mit dunkelgrünem und silbernem Brokat überzogenen Sitzplätze.

„Es war unangemessen, dass Ihr während der Messe abgelenkt wart", wisperte sie ihm zu und ihre Stimme war so unbetont und geradlinig wie eh und je.

Nicht dein Problem, Cousinchen, dachte Arthur, doch er beschloss, Marybeths Kommentar zu ignorieren.

Sein Vater hingegen sah das offenbar anders. Gereizt fuhr er das kleine Mädchen an: „Kümmere dich um deine eigenen Angelegenheiten. Mein Bruder lässt dir deine Allüren vielleicht durchgehen, aber während du mit mir unterwegs bist, wirst du dich einer Tochter der königlichen Familie entsprechend verhalten."

„Ich bin eine Tochter der königlichen Familie", antwortete Marybeth starr.

„Du verhältst dich aber nicht wie eine", motzte ihr Onkel noch immer deutlich aufgebracht.

„Ich verhalte mich wie ich. Ich bin eine Tochter der königlichen Familie. Ich verhalte mich also bereits, wie Ihr es von mir erwartet."

Punkt für sie, stellte Arthur insgeheim fest, zog es aber vor, sich nicht in die Diskussion einzumischen.

George seufzte enerviert. „Nein, ich erwarte, dass du dich wie ein normales Mitglied der königlichen Familie verhältst und nicht wie ein Sonderling."

„Ich verstehe", stimmte Marybeth ohne auch nur die Spur von Verärgerung oder Gekränktheit ob der offensichtlichen Beleidigung zu, „ich werde mich bemühen, in Eurer Anwesenheit weniger sonderbar zu sein, Onkel."

„Das will ich auch mein-", begann George, als ein lautes Knacken ihm das Wort abschnitt. Begleitet wurde es von einem knirschenden Ruck und dem einsetzenden rhythmischen Geklapper von Pferdehufen auf dem gepflasterten Gehweg, als die Kutsche sich umgeben von vier Leibwächtern der Royal Guards in Bewegung setzte. Arthur mochte das Gefühl des leichten Schaukelns und der Vibration, welches von den groben Pflastersteinen über die Kutschräder bis in den gesamten Passagieraufbau überging. Es hatte etwas Beruhigendes, beinahe etwas Meditatives an sich und überspielte die unangenehme Spannung zwischen den Insassen des Gefährts, während die Stadt an ihnen vorüberzog.

Sie ließen die weißen Straßen und Gebäude des Kirchendistrikts hinter sich und überquerten die breite Gnadenbrücke, die sich majestätisch über den Fluss spannte, in die Innenstadt. Mit einer Breite von mehreren Metern war das imposante Bauwerk breit genug, um den Verkehr zwischen den Stadtteilen fließen zu lassen. Ihre Konstruktion aus massivem, grauem Stein und mächtigen stählernen Pfeilern verlieh ihr einen Glanz von unvergleichlicher Stabilität und Größe.

Im Vergleich zum Distrikt des Einen und seines prahlerischen Übergangs wirkte das Marktviertel plötzlich bieder und schmutzig. Hohe, aus rotem Backstein gefertigte Häuser reihten sich aneinander – häufig so ähnlich in Bauweise und Erscheinung, dass lediglich die Anzahl ihrer großen, mit schweren Vorhängen behangenen Fenster und ihre bunten Vordächer sie voneinander unterschieden. Viele von ihnen waren Mietshäuser – schmale in die Höhe gebaute Wohnanlagen, in denen auf mehreren Stockwerken eine Vielzahl der einfachen Bürger und Arbeiter lebte. In einigen der Gebäude befanden sich aber auch diverse Ladenlokale oder Pubs, worauf verschnörkelte Schriftzüge auf riesigen Schildern mit aufdringlichem Nachdruck hinzuweisen versuchten.

„Brrr!", machte der Kutscher, während er die vier Zugpferde verlangsamte, um vorsichtig und ohne den Gegenverkehr zu gefährden, eine defekte Kutsche, offenbar eine der zahlreichen Droschken, die tagsüber in der Stadt pendelten, zu umfahren. Zu seiner Seite sah Arthur zwischen zwei Häusern hindurch einen schmalen Nebenkanal des Evelyn Rivers. *Wir müssen in der Nähe des Hafens sein*, stellte er in Gedanken fest, während er die Stadtkarte von Loras vor seinem inneren Auge hervorrief. Und tatsächlich nahm der Fuhrmann schon bald eine Abzweigung und sie überquerten den schmalen Flussstreifen über eine diesmal weitaus weniger beeindruckende, dafür aber bodenständige und überaus stabile Brücke.

Das Hafenviertel war ein Ort voller Kontraste und Leben. Sobald sie sich ihm näherten, konnte Arthur das Rauschen der Wellen hören und den Geruch von Salzwasser in der Luft wahrnehmen. Das Stadtbild des Distrikts war geprägt von hohen, robusten Lagerhäusern, die sich entlang der Kais aufreihten. Die meisten der Gebäude waren aus dunklem Kalkstein gebaut und hatten hohe Fenster, die bis unter die Decke reichten, um die maximale Menge an Tageslicht hereinzulassen.

Von welchen fernen Küsten die wohl alle kommen, fragte sich Arthur, während er die majestätischen Segelschiffe mit ihren imposanten Masten und weißen Segeln, die Dampfschiffe, aus deren Kaminen dichte Schwaden in den Himmel emporstiegen, und die vielen kleinen Fischerboote, die sich geschickt zwischen den größeren Schiffen hindurch manövrierten, beobachtete.

Die Seeleute und Hafenarbeiter, unter denen neben den Menschen auch viele Zwerge und Oger waren, gingen auf und ab und verluden schwere Lasten von ihren Kähnen, während ihnen die in aufgebauschte und hoch eingeschnittene Kleider gekleideten Huren und Konkubinen vor den Fassaden der zahlreichen Bordelle schöne Augen machten. Die Straßen waren eng und überladen. Hier und da sah man kleine Verkaufsstände und Straßenhändler, die ihre Güter feilboten. Der Geruch von frischem Brot und Fisch, der aus den kleinen Küchen und Läden drang, mischte sich mit dem Gestank von Abwässern und Abfall. Inmitten des Hafenviertels befanden sich auch dutzende Fabriken und Manufakturen, deren Schornsteine unablässig stinkende Rauchwolken ausstießen. Menschen in zerschlissener Kleidung eilten durch die Straßen und bullige Pferde zogen Karren mit Rohstoffen und Waren hin und her.

Vor einem großen Fabrikhof kam das Gefährt langsam zum Stehen. Arthur hörte, wie der Kutscher vom Bock sprang. Wenige Sekunden später wurde die Tür geöffnet und der schlaksige, sommersprossige Mann hielt sie in einer tiefen Verbeugung für die Insassen geöffnet, während er mit der anderen Hand fest seinen Zylinderhut umklammerte. „Eure Königliche Hoheit Prinz George? Wir haben 'Harbourside Machinery & Co' erreicht."

George nickte ihm würdevoll zu. „Vielen Dank, Kutscher ..." Er hüstelte, als ihm der Name des Mannes nicht einfiel.

„Hammond, Sir", klärte der Fuhrmann ihn auf und senkte seinen Kopf noch ein wenig tiefer, „Ronald Hammond."

„Nun denn, vielen Dank also, Kutscher Hammond", vollendete der Bruder des Königs desinteressiert seinen Dank, mitsamt seiner Royal Guards bereits auf halbem Weg zum Eingang der Fabrik, wo eine kleine Menschentraube ihn schon erwartete.

Dem erwartungsvollen Blick des Kutschers folgend stieg Arthur ebenfalls aus und bot seiner Cousine gewissenhaft die Hand, damit sie das Trittbrett trotz ihrer zierlichen und für ihre neun Jahre beinahe kleinkindhaften Körpergröße problemlos bewältigen konnte. Sie sah die dargebotene Hilfestellung einen Augenblick lang an, wich dann ein wenig zur Seite aus und stieg mit leichter Mühe von der Kutsche herab. Arthur atmete tief ein, zog seine Hand zurück und machte sich, ohne Marybeth weitere Beachtung zu schenken, daran, seinem Vater zu folgen. Sollte sie doch selbst schauen, wie sie zurechtkam.

„Guten Tag, Eure Königliche Hoheit", rief einer der Männer, ein untersetzter Industrieller in einem teuren Seidenanzug, dessen aufgesetzt selbstbewusste Miene seine Überraschung kaum verbergen konnte, gegen den Lärm der schweren Maschinen an.

„Den wünsche ich Ihnen ebenso", antwortete George geschäftsmäßig, aber mindestens ebenso laut, „ich sage es geradeheraus: Sie haben meinen älteren Bruder erwartet – den König. Dieser ist aufgrund wichtiger Geschäfte leider verhindert, weswegen er mich gebeten hat …"

„Das ist nicht wahr", murmelte Marybeth im Hintergrund, gerade laut genug, um die Aufmerksamkeit ihres Onkels auf sich zu lenken, und erntete dafür einen wütenden Blick.

„Wie ich gerade sagen wollte", räusperte sich George und überging die offensichtliche Peinlichkeit mit der Würde eines erfahrenen Diplomaten, „wurde ich daher darum gebeten, heute an seiner statt die Fabrikbesichtigung zu begehen. Natürlich werde ich ihm gewissenhaft Bericht zu meinen Beobachtungen erstatten und ich möchte hinzufügen, dass ich das volle Vertrauen meines Bruders genieße und somit für geschäftliche Besprechungen …"

Sag nichts, Marybeth, hörte Arthur seine eigene Stimme in seinem Kopf tönen, *versuche um des Friedens willen einfach einmal nicht du zu sein.*

Doch erneut sprach die Prinzessin ungefiltert dazwischen. „Onkel Harold hat keine Legitimation für Geschäfte in seinem Namen erteilt."

Arthur erkannte die vor unterdrückten Zorn auf der Schläfe seines Vaters pochenden Adern und er beschloss, dass es besser wäre, die Situation vorläufig zu entschärfen.

„Vater, mein Fuß ist während der Fahrt eingeschlafen. Ich würde mir zusammen mit Prinzessin Marybeth gerne ein wenig die Beine hier im Hof vertreten. Gebt Ihr mir die Erlaubnis?"

„Eine hervorragende Idee", presste George mit gekünstelt freundlicher Stimme hervor, „wir treffen uns nachher an der Kutsche. Ihr da-", er richtete sich an die königlichen Leibwächter, „zwei von euch begleiten die Kinder. Ihr tragt währenddessen die Verantwortung für sie."

Die beiden Uniformierten salutierten und einige Minuten später spazierten Marybeth und Arthur in ihrer Begleitung durch den Hof der großen Fabrikanlage. Überall waren mit schmutzigen Lumpen bekleidete Arbeiter zu sehen, die – vornehmlich ohne Schutzausrüstung – schwere Lasten auf ihren Schultern oder in ihren Händen trugen. Der Boden war mit Kohlenstaub bedeckt, der bei jedem Schritt aufgewirbelt wurde und in die Luft flog. Die Luft war stickig und erfüllt von Qualm und dem Geruch von Schweröl und Kohle.

„Marybeth?", raunte Arthur seiner Cousine zu, als diese unvermittelt vor einer Gruppe pausierender Arbeitskräfte stehen blieb, von denen einige ungefähr in ihrem Alter waren und die gerade auf einer dicken Stahlstrebe sitzend eine Metallflasche herumreichten.

„Hier arbeiten auch Kinder", stellte sie nüchtern fest, „Kinderarbeit ist verboten seit dem königlichen Erlass im Jahr 1818."

Arthur schaute sie verblüfft an. „Woher wisst Ihr so etwas denn so genau? Das Jahr hätte ich selbst nicht einmal gewusst."

„Ich lese."

„Ah", machte Arthur und ertappte sich dabei, wie er gerade mit den Augen rollen wollte. *Mein Fehler,* stellte er schweigend fest, *ich hätte wissen müssen, dass die Antwort so banal ausfällt.* Tatsächlich hatte die in einigen Hinsichten absolut überdurchschnittlich intelligente und talentierte Marybeth sehr früh das Lesen erlernt und seither traf man sie im Palast nur noch selten an, ohne dass ihre Nase zwischen den Seiten eines Buches verweilte. „Also hört mal, Mary. Ihr habt natürlich vollkommen recht. Kinderarbeit ist offiziell nicht gestattet – aber es ist ein offenes Geheimnis, dass die Industriellen dieses Gesetz nicht umsetzen. Vielleicht können sie es auch gar nicht. Aber wie dem auch sei, selbst Onkel Harold weiß davon."

„Ich heiße Marybeth. Ich mag es nicht, wenn mein Name abgekürzt wird", wies die Prinzessin ihren Cousin vorwurfsvoll zurecht, „wieso spricht Onkel Harold dann nicht mit den Industriellen und fordert es ein?"

„Mary-", er biss die Zähne zusammen und beschloss auf ihren Wunsch einzugehen, „-beth, denkt doch einmal nach. Wir liegen seit Jahrhunderten im Krieg mit den untoten Pestbeulen unten in Thanatien. Und auch der Sultan des Bündnisses behält uns gut im Blick, darauf könnt Ihr Euch verlassen. Das Einzige, was uns davor schützt, überrannt und ausgelöscht zu werden, ist unsere technologische Überlegenheit. Und die hat nun einmal ihren Preis. Wir müssen produzieren. Munition, Ressourcen, Waffen …"

Marybeth zeigte auf die Arbeiter, die gerade missmutig und erschöpft aufstanden, während ein wütender Vorarbeiter sie lautstark für ihre unerlaubte Pause zur Rede stellte. „Die sind nicht besonders produktiv. Wären die Erwachsenen weniger erschöpft, dann würden sie gründlicher arbeiten und könnten die Kinder damit ersetzen."

Arthur lächelte sie an. Die Naivität einer Neunjährigen. Es war zwar rührend, zu sehen, dass seine Cousine sich um das Wohl der bürgerlichen Kinder sorgte, doch die Realität sah nun einmal anders aus. „Die meisten von ihnen sind auf die Arbeit hier angewiesen. Sie würden verhungern, könnten sie sich kein Geld dazuverdienen. Ihre Eltern sind zu arm."

„Dann müssen ihre Eltern eben mehr Geld bekommen."

Langsam wird es anstrengend, grübelte Arthur und ertappte sich bei einem sehnsüchtigen Gedanken an die verwaiste Kutsche – es wäre so still. „So einfach ist das nicht. Es ist wirklich schön, dass Ihr Euch so um die Lebensbedingungen der Fabrikarbeiter sorgt, aber-"

„Ich sorge mich nicht. Das Gesetz sagt, dass Kinderarbeit verboten ist. Gesetze müssen eingehalten werden, dafür sind sie da. Der König muss etwas unternehmen."

Arthur seufzte. So hatte er sich ihren gemeinsamen Spaziergang nicht vorgestellt. „Marybeth. Ich sage es noch einmal. Auch der König ist auf die Produktion angewiesen. Ihr könnt ihn damit behelligen, aber erwartet nicht, dass er ernsthafte Versuche unternimmt, etwas dagegen zu tun."

Marybeth ließ sich Zeit mit ihrer Antwort, so als würde sie die Angelegenheit im Geiste reflektieren. „Dann muss ich eben etwas dagegen tun", erwiderte sie schließlich und wäre es nicht sie, sondern jemand anderes gewesen und hätte die Stimme nicht so tonlos und gelassen geklungen – Arthur hätte Stein und Bein geschworen, dass eine gehörige Portion Trotz mit im Spiel gewesen wäre.

🙴 ❄ 🙵

Es war schon dunkel und die nun deutlich weniger dicht befahrenen Straßen wurden nur noch von dem sanft flackernden, warmen Licht der Gaslaternen erhellt. Die Kutsche rollte leise und gemächlich den ebenmäßig gepflasterten 'Regent's Boulevard' von Amberbridge, dem auch als Palastviertel bekannten Stadtteil von Loras, entlang. Doch während die Stimmung außerhalb der Kutsche heimelig und ruhig wirkte, war im Inneren das Gegenteil der Fall.

„Ich erlaube dir nicht, meinen Bruder in seiner geschwächten Verfassung mit derlei Unsinn zu stören", stieß Prinz George wütend aus und sah Marybeth herausfordernd aus zornig funkelnden Augen an.

Marybeth ließ sich nicht von seinen ausufernden Gefühlen mitreißen und sagte in einem stillen, klaren Ton: „Es ist kein Unsinn, es ist ein Gesetz. Ein Gesetz von Onkel Harold selbst."

Arthur hob beschwichtigend seine Hände. Um wen sollte er sich nur zuerst kümmern? Er entschied sich für seinen Vater. „Es bringt nichts, mit ihr darüber zu diskutieren. Das habe ich auch schon versucht."

Das entsprach sogar der Wahrheit. Beinahe den gesamten Rest der Fabrikbesichtigung hatten sie weiter über die Arbeitsbedingungen und Gesetze von Loras gestritten. Wenn Marybeth sich einmal in ein Thema verbissen hatte, fiel es ihr schwer, wieder davon abzulassen. Arthur wusste das, doch schließlich war auch er nur ein Mensch. Und es gefiel ihm überhaupt nicht, Moralpredigten von einer Neunjährigen zu bekommen.

George sah seinen Sohn an und schnaubte. „Wieso sind ihr diese Kerle überhaupt so wichtig?"

„Ich glaube, das sind sie gar nicht", begann Arthur vorsichtig, „aber der Bruch eines Gesetzes ist für sie eine Art Sakrileg."

„Das stimmt nicht", warf Marybeth ein, „die Arbeiter sind Teil des Volkes. Die Mitglieder der königlichen Familie sind Diener des Volkes. Ich bin Teil der königlichen Familie. Ich soll mich wie ein Teil der königlichen Familie verhalten. Das Volk ist wichtig. Die Arbeiter sind wichtig."

Der plötzliche Redeschwall und das schnelle Tempo, in dem dieser aus der jungen Prinzessin hervortrat, überraschte sowohl George als auch Arthur so sehr, dass sie sich gänzlich aus dem Konzept gebracht mehrere Sekunden schweigend ansahen.

Nach einer Weile, der Hauptteil seines Zorns war längst verpufft, brach George sein Schweigen: „Wie auch immer … Marybeth, ich erwarte von dir, dass du Harold in Frieden lässt. Er ist krank und kann deine Albernheiten jetzt nicht gebrauchen. Wenn du über diese Angelegenheit sprechen willst, dann tue das mit deinen Lehrern oder einem der Diener."

Zuweisung und Vaterliebe

Die Gemächer der Prinzessin waren von einer gewissen Opulenz geprägt, die für Haushalte des Hochadels üblich war. Im Zentrum des Raumes stand ein prächtiges Bett mit Baldachin, dessen Überhang von feinstem Damast gesäumt war. Die Bettwäsche bestand aus weichem Leinen, das von zarten Spitzen umrandet wurde. In einer Ecke des Raumes befand sich ein Regal, auf dem eine Sammlung von Büchern zu finden war – dicke Wälzer, in Leder gebunden und mit den Insignien der Adelsfamilie graviert. Marybeth genoss es, stundenlang in die Geschichten einzutauchen und ihre Kenntnisse zu erweitern.

Hektisch lief die Prinzessin in ihrem Zimmer auf und ab, unruhig und tief in Gedanken. Die Aufgabe, vor die ihre Beobachtungen in der Fabrik sie am Vortag gestellt hatten, ließ sie nicht los. Wie konnte das Gesetz eingehalten und zugleich dafür gesorgt werden, dass die Produktivität beibehalten wurde? Es war unlogisch, dass es der bessere Weg sein sollte, die Regularien des Königs zu ignorieren. Aufgebracht nahm sie eines der Bücher aus ihrem Schrank – 'die Gewitztheit und Tücken des menschlichen Körpers' – und blätterte ziellos darin herum.

Nach einigen Minuten fand sie, wonach sie gesucht hatte. Es gab ein kurzes Kapitel über die Notwendigkeit von Schlaf und Ruhe. Ganz wie sie es sich gedacht hatte. Aufmerksam las sie es. Dann blätterte sie zurück und las es noch einmal. Ein drittes Mal rundete den Vorgang ab und ließ Marybeth einen Hauch von Befriedigung verspüren. Hier stand ganz klar, dass ausreichende Erholungszeiten für eine höhere Belastbarkeit und Konzentration im Alltag sorgten. Gab es denn nirgends genauere Richtwerte? Zahlen, an denen sie sich orientieren konnte?

Es klopfte an der Tür. Doch Marybeth wartete, bis das dumpfe Geräusch der behandschuhten Fingerknöchel des Dieners auf dem Holz ein zweites Mal erklang. Erst dann bat sie ihn herein.

Der ihr bislang unbekannte Mann verbeugte sich in seiner sauberen, weißen Dienstbotenkluft tief vor ihr. „Seine Majestät, König Harold, ersucht Euch um einen Besuch an seinem Krankenbett."

Marybeth wendete das Gesicht ab. Sie mochte es nicht, wenn fremde Personen ihr zu nahe kamen und diesen Diener hatte sie noch nie zuvor gesehen. Wahrscheinlich war er neu. „Wann möchte mein Onkel mich sehen?", fragte sie schließlich, darum bemüht, das Gesicht des Fremdlings im Auge zu behalten und trotzdem keinen Blickkontakt zu riskieren.

„Er bat darum, Euch sofort zu treffen", antwortete der Mann und schien nicht ganz zu wissen, wie er mit dem seltsamen Verhalten der Prinzessin umgehen sollte. Er blickte sie an, als versuche er, sie einzuschätzen. „Am besten wäre es, ich bringe Euch gleich zu ihm."

Marybeth behagte der fremde Blick nicht. Heftig schüttelte sie den Kopf. „Nein, das ist nicht gut. Ich habe zu tun. Ich möchte nicht mitkommen. Ich gehe später zu Onkel Harold."

„Der König hat gesagt, ich soll Euch-"

Sie schnitt ihm das Wort ab. „Ich gehe später zu Onkel Harold. Wenn Sie weg sind. Ich gehe allein. Ohne Sie. Sie sind mir suspekt und ich mag Sie nicht."

Der Mann starrte sie verdutzt an. „Habe ich Euch etwas getan, dass Ihr derart schnell über mich urteilt?"

„Nichts getan, nur angesehen", antwortete Marybeth hektisch und zwirbelte eine Locke um ihren Finger.

„Es tut mir leid, wenn ich Euch bei etwas gestört habe", antwortete der Diener und wirkte gleichermaßen verwirrt und von der Situation überfordert, „dennoch muss ich an Euch appellieren, dass-"

„Nein. Ich gehe allein. Mein letztes Wort. Verlasst diesen Raum."

„Aber-"

„Verlasst diesen Raum!"

Dieses Mal war Marybeth lauter geworden und kopfschüttelnd, mit einem unzufriedenen Gesichtsausdruck, verließ der Mann das Zimmer.

Schon wenige Sekunden, nachdem er die Tür knallend ins Schloss hatte fallen lassen, öffnete sie sich erneut und Harriet, Marybeths Gouvernante betrat den Raum. „Das war nicht besonders nett, Marybeth", tadelte sie, wirkte aber nicht besonders überrascht oder gar empört, „ich nehme an, Ihr möchtet jetzt dennoch Euren Onkel aufsuchen?"

„Später. Ich muss etwas lesen."

Harriet stemmte die Hände in ihre Hüfte. „Prinzessin Marybeth, Euer Onkel erfreut sich derzeit keiner sehr guten Gesundheit und wenn er nach Euch fragen lässt, dann wäre es von geringem Anstand seiner Bitte um einen Besuch nicht zu entsprechen."

Marybeth sah sie verwundert an. „Ich habe Anstand. Ich bin ein Mitglied der königlichen Familie. Alle Mitglieder der königlichen Familie haben Anstand."

„Ganz genau", stimmte die Gouvernante zu, „und genau deswegen werdet Ihr mich nun zu den Gemächern Eures Onkels begleiten."

„Marybeth", hustete König Harold, während er blass und erschöpft in seinem Bett lag, sichtbar gebeutelt von seiner Erkrankung, die ihn bereits seit Monaten immer wieder in Etappen heimsuchte.

„Ihr habt mich rufen lassen, Onkel." Marybeths Stimme klang so gleichmütig, als würde sie der schlimme Zustand ihres Onkels kaum berühren.

Dieser lächelte sie zaghaft an. „Es ist schön, dass du gekommen bist. Der Dienstbote, den ich zu dir geschickt hatte, behauptete, du hättest dich geweigert. Aber ich dachte mir schon, dass du noch kommst."

Marybeth sah ihren Onkel schweigend an. Es gab nichts, was sie hinzufügen konnte.

Er wartete einen Augenblick, dann lachte er schmerzhaft kehlig in sich hinein. „Du siehst gerade genauso aus, wie sie, als sie in deinem Alter war. Wie Eliza. Erinnerst du dich an sie?"

Um darauf eine Antwort zu finden, musste Marybeth einen Moment überlegen. Sie hatte ihre Mutter, die jüngste Schwester des Königs, kaum gekannt. Immerhin war sie erst vier Jahre alt gewesen, als Prinzessin Eliza und ihr Mann, Marybeths Vater, Lord Marshall Edward Fitzroy, bei einem Besuch der Stadt Sanctum in der Copperblood Barony von ausgesandten Mördern Neu-Thanatiens überfallen und brutal getötet worden waren. Die einzigen Erinnerungen, die den tosenden Blitzen einer Sturmnacht gleich nur für Sekunden die tiefsten und verwinkeltesten Kammern ihres Bewusstseins erhellten, waren blonde Locken, wie die ihren, die sanft über ihr kleines Gesicht strichen, während ihre Mutter sie auf dem Arm hielt und für sie sang. Und der Duft frischer Rosen, welcher ihr noch heute ein jedes Mal ein Gefühl von Geborgenheit gab, wenn sie bei ihren ausschweifenden Spaziergängen im Schlossgarten an den dunkelroten Blüten vorbeilief. Die Bilder blitzten in ihrem von der Erinnerung an die intensive Farbe genährten Geiste auf, ohne das Marybeth sie abwehren konnte. Dunkelrot – wie das Blut ihrer Mutter, das aus ihrer von den geifernden Zähnen von Werwölfen zerfetzten Kehle lief, während der Geruch der letzten Tage einer verlorenen Kindheit mit jedem Tag des Sommers ein wenig weiter verblasste.

„Meine Erinnerung ist blass. Kaum nennenswert", gab Marybeth schließlich zu und wenn es auch nur ein Hauch von Wehmut war, der in ihrer sonst so unbeteiligten Stimme lag, so schrieb das bereits Bände – Bände von Trauma und Angst. Von Zurückgezogenheit und Flucht. Von einem Käfig aus Eis, der das Herz der Prinzessin an jenem Tag umschlossen und es nie wieder freigegeben hatte.

„Ein Jammer", flüsterte der König ihr mit einem wissenden Blick zu, „sie war eine bemerkenswerte Frau. Und sie hat dich über alles geliebt."

Marybeth mochte die Richtung nicht, in die sich das Gespräch entwickelt hatte. Gefühle waren nicht ihr Interessengebiet. Schon gar keine Trauer. Sie wollte nicht traurig sein. Niemand wollte das. „Ist das der Grund, aus dem Ihr mit mir sprechen wolltet?"

Ihr Onkel schaute sie überrascht an, fing sich jedoch schnell wieder, als er sich offenbar daran erinnerte, wen er vor sich hatte. „Nein, in der Tat ist das nicht der Grund, aus dem ich dich rufen ließ. Ich wollte mit dir sprechen, da George mir von eurer … Unstimmigkeit … nach eurem Besuch in der Fabrik berichtet hat."

Marybeth nickte. „Wir waren verschiedener Meinung. Aber ich habe recht."

König Harold lachte, zuckte dann aber zusammen, als bereite ihm die Bewegung Schmerzen. „George sagte, es ging um die Fabrikarbeiter und dass auch Kinder dort arbeiten, obwohl ich vor langer Zeit ein Gesetz erließ, welches derartige Praktiken verbietet."

Erneut nickte Marybeth. „Kinderarbeit ist verboten. Doch in der Fabrik waren viele von ihnen. Und sie sind erschöpft – arbeiten nicht im Rahmen ihrer maximalen Kapazität."

Der König schüttelte verwundert den Kopf. „Du sprichst schon wieder wie eine hochgebildete Frau ungefähr meines Jahrgangs, Marybeth. Aber du bist ein kleines Kind. Wieso belastest du dich damit?"

Wieder die Nervosität, gemischt mit einer beginnenden Gereiztheit. Eine blonde Strähne, die sich hektisch um ihren knochigen Zeigefinger drehte. *Eine Umdrehung, zwei Umdrehungen, drei Umdrehungen.* „Kinderarbeit ist verboten. Wieso versteht das denn keiner?"

Harold streckte seine Hände unter der dicken Bettdecke hervor und versuchte Marybeth mit einer beschwichtigenden Geste zu beruhigen. „Ich verstehe das, Kleines. Aber es gibt Zeiten, in denen auch ein König sich damit abfinden muss, dass die Situation seine Gesetze nicht durchführbar machen. Es ist so, dass wir darauf angewies-"

„Ich weiß das", unterbrach ihn die Prinzessin, deren Stimme wieder auf ihr übliches emotionslos-distanziertes Niveau zurückgefallen war, „das hat Arthur mir bereits erklärt. Die Spannungen mit dem Süden. Die Wichtigkeit unserer technologischen Überlegenheit."

Der kranke König lächelte besänftigt. „Gut, du verstehst es also. Natürlich tust du das. Du bist ein überaus kluges Kind. Also kann ich mich darauf verlassen, dass du die Sache auf sich beruhen lässt?"

„Nein", antwortete Marybeth so ungerührt, als habe sie lediglich ein angebotenes Getränk abgelehnt.

„Wie bitte?", fragte Harold irritiert, „ich dachte, du hättest begriffen, dass-"

„Ich begreife alles", stellte die Prinzessin selbstbewusst fest, „und ich werde es auf sich beruhen lassen – aber nur solange, bis ich einen Weg gefunden habe, die Produktivität unserer Fabriken so zu erhöhen, dass die Gesetze in Zukunft eingehalten werden können."

Wieder lachte der König – herzlich – und diesmal ließ er sich selbst von seinen offensichtlichen Schmerzen nicht davon abhalten. „Du bist ein Segen, Kind. Wäre jedes Mitglied unserer Familie in den letzten Jahrhunderten so gewesen wie du – Loras würde heute in dreimal so viel Glanz und Würde erstrahlen. Und genau deshalb wollte ich mit dir sprechen …" Er nahm eine Glocke von seinem Nachttisch und angestrengt läutete er sie zweimal.

Sofort öffnete sich die Tür des Schlafgemachs und derselbe Diener, der zuvor versucht hatte, Marybeth von ihrem Zimmer, zu dem ihres Onkels zu eskortieren, trat pflichtbewusst ein.

„Ich möchte, dass Ihr meinen Bruder George und den königlichen Notar aufsucht und sie unverzüglich zu mir schickt. Sucht dann die Räumlichkeiten vom jungen Lord Admiral Kensington auf und holt auch ihn her." Dann richtete er sich wieder an Marybeth. „Setz dich bitte etwas zu mir, Marybeth. Meine Augen sind müde und trocken. Es wäre mir eine Freude, wenn du mir etwas aus dem Gedichtband auf dem Nachttisch vorlesen würdest, bis die anderen hier eintreffen."

☙ ❄ ❧

Arthur war gerade tief in das Spiel auf seinem Violoncello vertieft – er spielte die klassische Elegie 'Tearwaters zweites Ende' von Horace McGalleroy, einem bekannten Musiker ihrer Tage – als ein lautes Klopfen an der Tür ihn aus dem sich sanft wiegenden Rhythmus der musikalischen Welle zerrte, auf der sein Geist so sicher schwamm wie ein Linienschiff auf der Kristallinen See in einer Sommerflaute. Seufzend legte er sein Instrument ab – zu gerne hätte er die melancholische Komposition noch zu Ende gebracht.

Er öffnete die Tür und ein durchnässter Diener trat schlotternd ein.

„Was ist denn mit Ihnen passiert?", fragte Arthur denn Mann überrascht.

Dieser atmete schwer und rang merklich nach Luft, bevor es ihm gelang, mit bebender Stimme zu antworten. „Ich habe mich sehr beeilt, Hoheit. Der König hat mir eine wichtige Aufgabe übertragen, wegen der ich nun auch Euch aufsuche. Sagt, ist Euer Vater vielleicht anwesend?"

Arthur nickte. „Ja, er ist hier. Aber er hat sich hingelegt. Gibt es etwas Wichtiges?" Er blickte auf die nasse Kleidung des Mannes und sogleich kam seine Frage ihm äußerst töricht vor.

Als hätte der Diener die Gedanken des jungen Prinzen gelesen, antwortete dieser: „In der Tat. Der König erwartet ihn unverzüglich in seinen Gemächern. Ich bin bereits durch die halbe Stadt geritten, um auch Lord Kensington zu ihm zu bitten."

Arthur sah ihn überrascht an. Selbst er, der wenig Begeisterung für Waffengewalt und Patriotismus empfand, hatte davon gehört, wie der häufig als Meisterstratege bezeichnete Kensington sich durch eine schnelle Serie gravierender militärischer Erfolge in Windeseile in der Loras Imperial Army hochgearbeitet hatte. *Was kann es denn geben, was Onkel Harold zugleich mit seinem Vater und einem solchen Kriegstreiber besprechen muss*, fragte er sich besorgt, ließ sich seine Unsicherheit aber nicht anmerken. Zumindest erklärte der übereilte Ritt den eigenartigen Aufzug des

Dieners. „Ich … Warten Sie einen Augenblick, ich werde ihn holen."

Arthur machte sich sofort auf den Weg, die großen Räumlichkeiten seiner Familie zum Zimmer seiner Eltern hin zu durchqueren.

Etwa zwanzig Minuten später schon standen sie unruhig vor der Tür zum königlichen Schlafgemach, wo Lord Kensington, der sich als unerwartet junger Adeliger mit einem ernsten Gesicht erwies, mit kurzen, mittels Pomade nach hinten gekämmten braunen Haaren und einem strengen, schmalen Schnurrbart, sie bereits erwartete. Sie grüßten einander, doch insbesondere Arthurs Vater machte einen unzufriedenen und müden Eindruck.

Plötzlich öffnete ein Diener die Tür. Die Gruppe trat ein. Der König lag in seinem Bett. Er war blass und hatte eingefallene Augen. An seiner Seite, am Rande seines Betts, saß Prinzessin Marybeth und hielt ein dünnes Buch in der Hand. Auf der anderen Seite stand ein Mann, den Arthur nicht kannte, dessen hochwertiger und modischer Anzug aber von seinem hohen Rang und Reichtum zeugte. Sofort schwante Arthur Übles und der Schatten beginnender Trauer legte sich über seine Gedanken. War der Zeitpunkt gekommen, an dem die Krankheit seinen Onkel besiegt hatte? Hatte er sie deshalb alle rufen lassen? Um Abschied zu nehmen? Aber warum dann Lord Kensington?

Des Königs heisere Stimme entriss ihn den düsteren Überlegungen, die sein Gehirn ohne Unterlass mit Fragen marterten. „Ihr seid alle gekommen. Ich bin froh, euch zu sehen."

Prinz George eilte besorgt zu seinem Bruder. „Ist alles in Ordnung mit Euch? Wie geht es Euch?"

Harold lächelte schwach. „Es ist alles in Ordnung. Noch sterbe ich nicht, falls Ihr das meint. Ihr braucht mich nicht alle so entgeistert anzusehen."

Arthur sah, wie sein Vater stutzte. „Aber was ist dann los? Warum sollten wir alle uns so eilig hier einfinden?"

„Ich habe eine wichtige Entscheidung getroffen", verkündete der König. Die Festigkeit, die seiner Stimme plötzlich wieder innewohnte, war wie der letzte Griff eines sterbenden Kriegers zum Heft seines Schwertes, doch anstatt einer Waffe, war es die von Jahrzehnten der Erfahrung genährte Rhetorik des Königs, die mit scharfer Klinge durch die Szenerie der Versammlung schnitt.

Es wurde still im Raum und die Augen aller Anwesenden, Marybeth eingeschlossen, richteten sich aufmerksam auf die eingefallenen Züge König Harolds.

„Notar. Ich möchte, dass Ihr die Worte mitschreibt, die ich nun an euch alle richten werde. Vermerkt, dass sowohl Ihr selbst zugegen seid, als auch mein Bruder Prinz George Ignatius Paul Ravenwood von Loras, Earl von Dornesse, gemeinsam mit seinem Sohn Prinz Arthur Jonathan Winfrey Ravenwood von Loras und meiner Nichte Marybeth Victoria Fitzroy. Hinzu kommen Lord Admiral Richard Frederic Kensington von der Loras Imperial Army und der Dienstbote Geoffrey Ambrose, die im Folgenden als Zeugen zu Diensten sein werden."

Lord Kensington salutierte dienstbeflissen und der Diener verbeugte sich ergeben, während der Notar eifrig mit einem übergroßen Federkiel auf einem Pergament herumkratzte.

Der König erhob erneut seine Stimme. „Ich, König Harold II. Ravenwood von Loras, Großkönig der Westreiche, Viscount der Copperblood Barony und Herzog der Restfall Highlands, erkläre hiermit feierlich, dass ich meine geliebte Nichte

Prinzessin Marybeth Victoria Fitzroy adoptiere und sie als meine Tochter annehme. Sie wird fortan meinen Namen tragen und somit als Prinzessin Marybeth Victoria Ravenwood von Loras weitergeführt werden." Der König unterbrach seine Rede für einen Augenblick und schaute einmal durch die Runde, bis sein Blick auf den eingefrorenen Gesichtszügen von Prinz George hängen blieb und dort verharrte.

Nachdem Arthur seinen Schock abgeschüttelt hatte, tat er es seinem Onkel gleich und wagte ebenfalls einen kurzen Blick zu seinem Vater. Normalerweise hätte er Anzeichen von Wut erwartet, Jähzorn oder Trotz. Doch es war viel schlimmer. In seiner Mine lag … nichts. Sie war vollkommen ausdruckslos – beinahe als verstünde er nicht, was er soeben gehört hatte. Das konnte nichts Gutes bedeuten. Das Schlimmste aber war, dass Arthur nicht einmal wusste, ob er – egal, wie schlimm der noch kommende Ausbruch werden würde – es seinem Vater übel nehmen konnte. Jedes Wort, was der König in seinem Diktat an den Notar gesagt hatte, war wie ein Tritt in die empfindlichsten Teile gewesen, wenngleich keines von ihnen wirklich unerwartet war.

Nun hat es sich also endlich bestätigt, realisierte Arthur bitter, *Marybeth ist Onkel Harolds Lieblingsnichte.* Schon seit dem Tod ihrer Eltern hatte er sie bevorzugt, was, wie sein Vater ihm bereits einige Male erklärt hatte, auch an dem tiefen und liebevollen Verhältnis des Königs zu seiner verstorbenen, jüngeren Schwester lag, Marybeths Mutter. Mit seinem Zwillingsbruder George hingegen hatte er immer nur einen ewig währenden Konkurrenzkampf geführt. Nicht zuletzt da dieser seinen Bruder stets um den zufälligen Umstand der Erstgeburt beneidet und dafür ihre gemeinsame Kindheit lang terrorisiert hatte, war er selbst doch nur wenige Minuten nach ihm auf die Welt gekommen. Doch diese wenigen Augenblicke machten den

Unterschied zwischen König und Prinz, zwischen wahrer Macht und eitlen, aber unnützen Titeln und Geschmeide.

Ehe einer der Anwesenden sich aus der Erstarrung der unerwarteten Botschaft entreißen konnte, setzte König Harold seine Rede fort: „Als Tochter des Königs und als Bezahlung für ihre vielen repräsentativen Pflichten soll Marybeth von diesem Moment an eine wöchentliche Aufwandsentschädigung in Höhe von 6 Thanats erhalten."

Prinz George sah aus, als würde ihm jeden Augenblick die Kinnlade herunterfallen, doch der König sprach unbeirrt fort.

„Im Weiteren wird festgestellt, dass Prinzessin Marybeth Victoria Ravenwood von Loras als Tochter des Königs sämtliche Rechte und Pflichten erhält, die mit dieser Rolle einhergehen. Dazu gehören unter anderem die Vertretung des Königshauses bei öffentlichen Anlässen, die Übernahme von diplomatischen Aufgaben sowie die Unterstützung des amtierenden Königs bei der Verwaltung des Reiches. Außerdem ist sie dazu verpflichtet, ihre Entscheidungen stets im Einklang mit den Interessen des Königshauses zu treffen und dessen Ehre und Würde zu wahren. Mit dieser Adoption bestimme ich auch Prinzessin Marybeth Victoria Ravenwood von Loras als meine legitime Thronfolgerin und die nächste Herrscherin der Westreiche nach meinem Tod."

Das war ein Satz zu viel. Der Orkan, der sich im Inneren von Prinz George zusammengebraut hatte, brach in einer mächtigen Sturmböe des Ärgers aus ihm heraus. „Bruder! Warum? Wie …? Was?!" Sein Gesicht war hochrot und jedes seiner stockenden Worte sprühte Gift in die ruhige Atmosphäre des Zimmers.

„Weil es mein Wille ist, George", sagte König Harold fest, „ich vertraue Marybeth wie keiner Zweiten. Und ich sehe das Potenzial in ihrem wachen Geist. Wenn ich einem Menschen die Herrschaft über das Königreich anvertraue, das ich so viele Jahre stolz regiert habe, dann ihr."

Arthur sah, wie sein Vater die Zähne fest zusammenbiss, doch zeitgleich ballten seine Hände sich zu Fäusten. „Was ist mit meinem Sohn? Was ist mit Arthur? Auch er ist Euer Neffe, Bruder." Georges Stimme war nicht mehr als ein von tiefem Zorn erfülltes Zischen.

Der König sah seinen Bruder entschlossen, aber mit einem verständnisvollen Ausdruck an. „Ich habe Arthur nicht vergessen. Zu ihm komme ich gleich."

Die Worte schienen ihr Ziel zu verfehlen und den aufgebrachten Prinzen nicht wirklich zu beruhigen. Dennoch zog er sich zurück, schwieg und blickte nur noch wütend auf Marybeth.

„Aufgrund des berechtigten Vorwurfs der Bevorzugung und Ungleichbehandlung biete ich an", begann Harold von Neuem und nickte seinem Notar zu, damit dieser seine Arbeit wieder aufnahm, „meinem Neffen Prinz Arthur Jonathan Winfrey Ravenwood und meinem Bruder Prinz George Ignatius Paul Ravenwood eine Entschädigungssumme von jeweils 320 Thanats im Jahr auszuzahlen. Dieser Betrag wird nicht von den öffentlichen Geldern der Stadt Loras, sondern meinem Privatvermögen entnommen und soll durch meine Nachlassverwalter auch nach meinem Tode weiter ausgezahlt werden. Ferner soll Prinz Arthur nach meinem Ableben den Titel des Viscounts der Copperblood Barony übernehmen und an seine Nachkommen weitervererben. Sollte er versterben oder sein Lehen niederlegen, eher er dafür Sorge tragen konnte, Nachkommen zu zeugen, wird das Erbe an seinen nächsten lebenden Verwandten übergehen", er macht eine kurze Pause und schenkte Arthur ein leichtes, schmallippiges Lächeln, ehe er weiter sprach, „mein Bruder Prinz George soll im Falle meines

Dahinscheidens dem Königreich Loras und der neuen Königin als Berater und Reichsverweser zur Verfügung stehen und an ihrer Seite die Geschicke des Landes lenken, bis Marybeth nach Einschätzung des königlichen Beraterstabs allein dazu bereit ist, die Last der Krone zu tragen, oder bis andere, höhere Verpflichtungen ihn dazu zwingen sein Amt niederzulegen. In diesem Fall geht die Verantwortung auf den nächsten volljährigen Verwandten über." Mit einer Handbewegung gebot er dem Notar, sein Schreiben zu unterbrechen. „Ist Euch dieses Arrangement genehm, Bruder?"

Arthur sah, wie sein Vater ihm einen flüchtigen Blick zuwarf und auch er selbst musste schlucken. *320 Thanats im Jahr*. Das war viel. Sehr viel. Es war sogar mehr, als Marybeth durch ihre neue Rolle als Königstochter bekam. Und zudem die Herrschaft über die Copperblood Barony, wenn auch nur eingeschränkt. Es war ein deutlich stärkeres Entgegenkommen, als der König dazu verpflichtet gewesen wäre. Er nickte seinem Vater mit großen Augen leicht zu und beobachtete, wie dieser die Geste zögerlich wiederholte.

König Harold nickte zufrieden. „Als neuer Viscount der Copperblood Barony wirst du, Arthur, nach meinem Tode so eilig wie möglich nach Sanctum reisen und dich in dein neues Amt einweisen lassen.", er gab dem Notar ein Zeichen, „nehmen Sie das bitte ebenfalls auf", sein Blick wanderte zurück an die vorherige Position, „Schon viel zu lange blieb die Grenze zu den Nekromanten und ihren Knochenmännern in den Händen von Bauern. Ich hatte als König von Loras kaum Gelegenheit, mich um die Belange unserer Nachbarn zu kümmern. Es ist gut, dass diese zwei Verpflichtungen in Zukunft voneinander getrennt sein werden und der neue Viscount seine Anweisungen direkt vor Ort geben kann."

Auf ein Zeichen des Notars drückte er vorsichtig seinen Siegelring in das heiße Wachs am Fuße des Dokuments. „Dann ist das geklärt. Nun möchte ich euch alle bitten, eure Unterschriften auf die Urkunde zu setzen."

In schweigender Übereinkunft gaben die Männer Papier und Federkiel weiter und ein jeder von ihnen unterzeichnete an der Stelle, die der Notar ihnen zeigte.

Als der bürokratische Teil abgeschlossen und die allgemeine Aufmerksamkeit wieder auf den König gerichtet war, legte dieser eine sanfte, informelle Stimme auf und richtete sich an seine neue Tochter. „Jetzt fehlt mir nur noch eine letzte Bestätigung: Marybeth, bist du bereit, künftig meine Tochter und die Thronerbin von Loras zu sein?"

Marybeth sah ihm lange in die Augen. So lange, dass Arthur beinahe glaubte, sie hätte ihre Sprache verloren. Doch dann streckte sie ihr kurzes Rückgrat durch, richtete sich zu ihrer vollen Größe auf und blickte einen nach dem anderen von ihnen an. „Ich will mein Bestes geben."

Arbeit und Leidenschaft

Es war früh am Morgen. Marybeth hatte die Nacht über kaum geschlafen. Sie hatte viel nachgedacht – ein wenig über ihre Adoption durch den König, doch noch viel mehr über die Probleme in den Fabriken. Sie hatte eine Entscheidung getroffen.

Selbstbewusst ging sie den Flur entlang. Sie musste ihren Onkel – sie korrigierte sich gedanklich – ihren Vater etwas fragen. Sie ging an mehreren Dienern vorbei. Alle starrten sie irritiert an, doch was machte das schon? Energisch, ohne auf die verwirrten Blicke der Royal Guards einzugehen, öffnete sie die Tür zu dem Schlafgemach, in dem ihr am Vortag die Zukunft des Landes anvertraut worden war.

Stürmisch schritt sie zu des Königs Bett: „Ich muss mit Euch sprechen, seid Ihr wach?", fragte sie, ohne die üblichen Höflichkeitsregeln oder gar die höfische Etikette einzuhalten.

„Sachte", wisperte ihr der Kranke zu und zog die Decke ein wenig von seinem Gesicht, „ja, ich bin wach. Was führt dich zu mir – ohne Anmeldung …?", er blickte verwundert an ihr hinab, „… und im Nachthemd?"

„Ich benötige Eure Erlaubnis für etwas."

Der König seufzte. „Hat es etwas mit unserem Gespräch von gestern zu tun?"

Marybeth nickte aufrichtig. „Ich habe eine Idee, wie ich die Produktivität unserer Industrie langfristig erhöhen kann. Ich benötige Eure Erlaubnis, um Nachforschungen anzustellen."

Harold sah sie lange an. „Was benötigst du denn für dein … Projekt?"

„Die Erlaubnis, die Fabrik zu betreten und mich frei darin umsehen zu dürfen. Ich muss auch mit den Arbeitern sprechen und mir einige der Maschinen genauer ansehen."

„Marybeth, du bist neun Jahre alt. Ich sollte solche Gespräche eigentlich nicht einmal mit dir führen müssen."

„Ich bin anders als andere Kinder. Gestern habt Ihr gesagt, Ihr traut mir mehr zu, als irgendjemandem sonst."

Der König zog die Augenbrauen hoch und presste seine Lippen zusammen. „Das stimmt", er atmete tief ein und lies die Luft langsam und hörbar durch seine Nase wieder entweichen. „Du bist viel weiter als andere Kinder. Und letzten Endes musst du eigene Erfahrungen machen, wenn aus dir eine kluge und reflektierte Königin werden soll. Wenngleich ich dein Unterfangen für zwecklos halte", er seufzte, „also gut. Ich erlaube es dir. Aber mit Einschränkung. Ich erwarte, dass du Arthur und seinen Diener mitnimmst. Zudem werdet ihr nicht ohne Eskorte zur Fabrik gehen und ich werde den Royal Guards Anweisung erteilen, sich auch innerhalb des Gebäudes in Sichtweite aufzuhalten. Keiner von uns weiß, welcher Arbeiter vielleicht einen Hass gegen die Krone hat und nur darauf wartet, einem unzureichend bewachten Mitglied der Königsfamilie Schaden zuzufügen. Kannst du mit dieser Einschränkung leben?"

Marybeth überlegte kurz und nickte dann. „Sofern die anderen mich nicht bei meiner Arbeit behindern, ist es mir recht."

⮶ ❋ ⮵

Arthur schaute missmutig aus dem Fenster der Droschke, die ausschließlich zur Umsetzung von Marybeths eigentümlicher Idee für sie bereitgestellt worden war. Was dachte sich Onkel Harold nur dabei, einem neunjährigen Kleinkind den eigenen Willen in einem solchen Maße durchgehen zu lassen, fragte sich Arthur verdrießlich. Wieso musste nun sogar er, der fast doppelt so alte Cousin, ein Teil von diesem Blödsinn sein? Ihm war klar, dass Marybeth klug und redegewandt für ihr Alter war – doch was sah der König noch in ihr, dass er ein solches Vertrauen in sie setzte?

Die Kutsche hielt an und einer der drei mitgereisten Royal Guards öffnete die Tür. „'Harbourside Machinery & Co'. Wir sind am Zielort angekommen, Eure Hoheiten."

„Danke", antworteten Arthur und sein Diener Lawrence beinahe synchron, während Marybeth schwieg.

Sie alle stiegen aus. Der Lärm der Fabrikanlage war bereits nach Sekunden nervenaufreibend und tat in den Gehörgängen weh. Mit gerader Haltung und einem stolz nach oben gereckten Kopf, auf dem die vielen Locken bei jedem Schritt hüpften und bebten, schritt Marybeth geradewegs auf die ausladende Haupthalle zu. Sie wurden bereits erwartet. Derselbe Industrielle in dem gleichen piekfeinen Seidenanzug wie beim letzten Mal stand bereits mit ausgestreckten Armen und einem falschen Lächeln in der Tür.

„Eure Königlichen Hoheiten. Welch Freude. Ich bin in aller Frühe aufgebrochen, um Euch persönlich empfangen und herumführen zu können."

„Ein Fehler", kommentierte Marybeth.

Der Industrielle sah sie verwundert an. „Ein Fehler? Wie meint Ihr, Prinzessin?"

Marybeth zuckte lässig die Achseln. „Ein Fehler. Ich möchte Sie nicht hier haben. Gehen Sie wieder nach Hause."

Arthur drängte sich dazwischen. „Verzeiht meiner Cousine ihre Unhöflichkeit, sie meint es nicht so …"

„Doch. Ich meine es so", unterbrach sie ihn, „wenn ich hier vernünftige Untersuchungen und ehrliche Antworten bekommen möchte, dann sind Sie mir als Leiter der Fabrik nur im Wege. Verlassen Sie bitte das Gelände und kehren Sie nicht zurück, bis Sie die Anweisung dazu erhalten."

Das falsche Lächeln fiel dem geschniegelten Mann aus seinem blasierten Gesicht. „Ihr könnt mich nicht aus meiner eigenen Fabrik werfen."

„Das kann ich", bestätigte Marybeth ihm in ihrem üblichen unbeteiligten Tonfall, „als Prinzessin und Bevollmächtigte des Königs habe ich das Recht dazu. Gehen Sie, sie kosten mich Zeit."

Der Mann starrte Marybeth mit weit offenem Mund hinterher, während sie ihren Weg in die Fabrik fortsetzte und einer der Royal Guards ihn harsch am Oberarm griff und ihn vom Gelände führte.

„War das wirklich nötig?", fragte Arthur, während er eilig zu Marybeth aufstieß.

Marybeth hielt kurz inne und nickte. „Es war nötig." Dann ging sie sofort weiter und stieg eine kurze Treppe hinauf, an deren Ende sich eine kleine Übersichtsplattform mit einer Pausenglocke befand. Sie versuchte zu läuten, da ihre Körpergröße aber nicht ausreichte, übernahm Lawrence für sie.

Binnen weniger Minuten versammelten sich die Arbeiter vor der Plattform und blickten sie fragend an.

„Ich bin Prinzessin Marybeth", rief sie in die Weite der Halle hinein, „ich bin hier, weil ich eure Arbeitsbedingungen verbessern möchte."

Sie beobachtete, wie die Worte auf die Arbeiter wirkten, doch sie waren davon längst nicht so beeindruckt, wie sie gedacht hätte. Tatsächlich zuckten viele von ihnen mit den Achseln, tuschelten und blickten deutlich verwirrt drein.

Sie versuchte es erneut. „Meine Begleiter und ich möchten Gespräche mit einigen von Ihnen führen. Ihnen wird währenddessen gestattet, Ihre Arbeit niederzulegen."

„Werden wir dafür denn bezahlt?", fragte einer der Arbeiter, ein großer, muskulöser Mann, dessen Blut eindeutig nicht rein menschlich war, sondern der mindestens einen Oger in seiner Abstammung gehabt haben musste.

„Ihr bekommt denselben Lohn gezahlt, als würdet ihr arbeiten", versuchte Marybeth, so laut und deutlich wie möglich zu sprechen, doch die dröhnenden und ächzenden Maschinen machten es ihr nicht gerade leicht.

Viele der Arbeiter winkten unzufrieden ab. Arthur hörte Sprüche wie „Natürlich keinen Copper mehr." oder „Das war klar. Es wäre ja was, wenn die hohen Herren unsereins wirklich helfen wollten."

Er seufzte. Schnell entschied er, dass es besser war, Marybeths Projekt unter die Arme zu greifen und die Angelegenheit schnell durchzuziehen, als ewig gegen die fehlende Motivation der Arbeiter kämpfen zu müssen. „Jeder von Ihnen, der uns weiterhilft, bekommt von mir im Nachgang einen Silver ausgezahlt", rief er in die Menge.

Nun hörten die Arbeiter her. „Einen ganzen Silver? Und wir müssen nichts weiter tun, als ein paar Fragen von dem kleinen Mädchen zu beantworten?"

„Dieses kleine Mädchen ist eure Prinzessin. Behandelt sie also mit etwas mehr Respekt", wies einer der Royal Guards den Mann zurecht, doch Marybeth unterbrach ihn.

„Das macht mir nichts aus. Ich bin ein kleines Mädchen. Und ich kann euch helfen." Sie wendete sich ihren Begleitern zu. „Ich benötige eure Hilfe. Findet heraus, wie viele Stunden die Arbeiter täglich hier arbeiten und wie viel Schlaf sie bekommen. Erfahrt mehr über ihr sonstiges Leben. Lawrence, Sie sind erwachsen. Sie übernehmen die Erwachsenen. Ich bin ein Kind. Ich spreche mit den Kindern. Arthur, Ihr befragt alle, deren Alter dazwischenliegt."

Arthur nickte schicksalsergeben, sah seiner Cousine dann aber aus dem Augenwinkel hinterher. Sie war neun Jahre alt. Sie hatte die Statur und das Gesicht eines kleinen Kindes. Wie konnte es sein, dass sie so gezielt plante und ihre Aufgaben delegierte, als habe sie nie etwas anderes getan? So seltsam sie auch war, eines gestand er ihr ebenso widerwillig wie bewundernd zu: *Sie ist schon jetzt weitaus gewiefter, als ich es je sein werde.*

Seiner Arbeit überdrüssig blickte der Prinz von seinem mittlerweile ansehnlichen Blätterhaufen auf und sah seufzend in das Gesicht eines weiteren Jungen, der sich seinen Fragen stellen wollte. Seine Augen fielen ihm bereits fast zu und ständig musste er ein Gähnen unterdrücken. Zum ersten Mal in seinem Leben empfand Arthur Mitleid mit den Kindern an den Fließbändern der Fabriken. Zwar konnte man ihre Betätigung nicht mit der seinen vergleichen – für ihn fühlte es sich aber verdammt noch mal so an.

„Name und Geburtsjahr?", fragte er den Jungen gelangweilt.

„Gavin", antwortete dieser, „das Geburtsjahr kenne ich nicht."

Wie alt mag er wohl sein, überlegte Arthur und betrachtete den jungen Mann ausgiebig. *Vierzehn? Bestenfalls fünfzehn?* „Und dein Nachname?"

Nervös trat der Junge von einem Bein aufs andere. „Ich habe keinen. Ich lebe in einem Waisenhaus."

Arthur machte sich einige Notizen und blinzelte über den Rand seines Zettels hinweg durch die halbgeöffnete Tür der Fabrikanlage. Draußen war so schönes Wetter. Und er saß hier und machte Hausaufgaben für seine Cousine. Das Leben war nicht gerecht. Andererseits, dachte sich Arthur, während er den heimatlosen Jungen ansah, musste er sein eigenes Leben wohl durchaus als privilegiert betrachten.

„Wie weit ist dein Arbeitsweg?"

„Das Waisenhaus ist drüben im Arbeiterviertel auf der anderen Seite des Hafens."

Arthur zog eine Augenbraue hoch. „Soll ich jetzt wissen, wie lange man da läuft?", fragte er in einem Tonfall, der seine Frustration und Gereiztheit deutlich widerspiegelte.

Der Junge zuppelte an seiner Kappe herum. „Verzeihung. Eine knappe Stunde Fußweg – ungefähr. Manchmal bin ich müde und brauche länger. Manchmal geht es aber auch schneller."

„Wie lange arbeitest du hier jeden Tag?"

„Zwölf Stunden. Wir alle. Von sieben Uhr in der Früh bis sieben am Abend."

„Wie viele Stunden schläfst du nachts?"

„Ich weiß es nicht", gab der Junge zu, „Nicht sehr viele, ich bin oft müde."

„Das beantwortet schon meine nächste Frage", entgegnete Arthur, schob dem Jungen ein Silver von dem bereits stark geschrumpften Münzstapel zu und machte sein Häkchen an der entsprechenden Stelle. „Vielen Dank."

„Eure Hoheit", nickte ihm der Junge respektvoll zu, während er aufstand und sogar eine kleine Verbeugung machte, ehe er seines Weges ging.

Auch Arthur erhob sich von seinem unbequemen Stuhl – ohnehin war sein Hintern bereits vor über einer Stunde eingeschlafen. Er nickte einem der Royal Guards zu, der sogleich zu ihm aufschloss, um ihm durch die Fabrikhalle zu folgen. Nach wenigen Minuten Fußmarsch durch das verqualmte, nach den Ausdünstungen des Metalls stinkende Gebäude fand er endlich Marybeth wieder, die ihrerseits in Begleitung ihrer zwei Leibwächter eine ganze Reihe kleiner Kinder befragte. Woher nahm sie nur diese Ausdauer?

„Marybeth?"

Sie sah zu ihm auf.

Arthur zeigte auf die große Uhr, die über einer der imposanten Einlasspforten der Manufaktur hing. „Wir haben in wenigen Minuten 19 Uhr. Die Schicht der Arbeiter endet dann und wir sollten uns auf den Weg nach Hause machen."

Marybeths Augen folgten dem ausgestreckten Finger ihres Cousins und verharrten den Bruchteil einer Sekunde auf den Zeigern. „Es sind noch siebeneinhalb Minuten. Das reicht für eine weitere Befragung."

In einem Anflug tiefer Enervierung stöhnte er auf. „Macht, was Ihr wollt, Cousine. Ich warte in der Kutsche auf Euch." Ohne ihre Antwort abzuwarten, machte er kehrt und lief, dicht gefolgt von seinem Wächter, in Richtung des Ausgangs. Er wusste, dass dieses Verhalten für ein Mitglied der königlichen Familie in der Öffentlichkeit nicht besonders professionell oder angemessen war – doch eigentlich war Onkel Harold es selbst schuld. Schließlich war dieser es gewesen, der darauf bestanden hatte, dass er seine verrückte Cousine bei ihrem noch verrückteren Unterfangen unterstützte.

Die wenigen Minuten, die er in der Kutsche wartete, kamen ihm wie Stunden vor. Schließlich aber, kamen Marybeth, ihre zwei Mann starke Leibgarde und Lawrence aus dem Gebäude heraus, hinter ihnen die zu gleichen Teilen erschöpft und zufrieden dreinblickende Belegschaft der Stahlfabrik. Die Tür der Kutsche öffnete sich. Lawrence und Marybeth setzten sich hinein, doch als der Kutscher gerade seine Pferde antreiben wollte, erhob sich Arthur in einer flinken Bewegung und streckte, einem spontanen Impuls folgend, den Kopf aus dem Fenster.

„Kutscher, bringen Sie uns noch nicht zurück zum Palast. Fahren Sie stattdessen in die Oberstadt. Wellington Broadway 64."

„Zu Befehl, Eure Hoheit."

Arthur zog seinen Kopf zurück und bemerkte, wie sein Diener ihn überrascht ansah.

„Was habt Ihr vor?", fragte Lawrence skeptisch, „die Anweisung war eigentlich klar – Prinzessin Marybeth bei ihrer Unternehmung unterstützen und im Anschluss in den Palast zurückkehren."

„Daraus wird heute nichts", grinste Arthur, „nach diesem Tag habe auch ich mir ein wenig Zerstreuung verdient. Und zufällig weiß ich genau, wo ich diese heute finden kann."

Lawrence schürzte die Lippen. „Ich halte das für keine gute Idee."

„Ich aber, Lawrence. Und glücklicherweise hat der König Ihnen nicht die Aufgabe erteilt, die Amme für mich zu geben. Also habe ich das Sagen."

„Ich wünsche nirgends hinzufahren, um mich zu 'zerstreuen'. Ich will nach Hause. Ich will unsere Aufzeichnungen ansehen, damit ich entscheiden kann, wie wir morgen mit unserer Aufgabe fortfahren."

„Ihr wollt morgen erneut zur Fabrik?", stieß Arthur aus und ein beinahe unverhältnismäßiges Maß an Bestürzung lag in seiner Stimme.

„Natürlich. Wir haben das Problem noch nicht gelöst", entgegnete Marybeth, als würden Verstand und Logik gar keine anderen Möglichkeiten zulassen.

Arthurs Augen weiteten sich. „Also dann müssen wir heute sogar ganz unbedingt in die Oberstadt."

Es klopfte am Fenster. Einer der Royal Guards war mit seinem Pferd zu ihnen aufgeschlossen. „Wieso habt Ihr gewendet? Gibt es Probleme?", fragte der Mann argwöhnisch und blickte zwischen Arthur und Lawrence hin und her.

„Seine Hoheit hat beschlossen, den Abend etwas freudvoller ausklingen zu lassen als mit der Arbeit. Er hat den Kutscher angewiesen, zu einem gewissen Etablissement im Wellington Broadway zu fahren. Wenn mich nicht alles täuscht, befindet sich an der genannten Adresse eine Herrengesellschaft – der 'Penningham Park Gentlemen's Club'."

Er weiß gut Bescheid, stellte Arthur staunend fest und nickte ihm anerkennend zu.

„Ich bezweifle, dass der König glücklich über diesen Ausflug sein wird. Aber wir haben den Befehl, Euch zu begleiten und zu schützen, also werden wir genau das tun."

Lawrence seufzte und fuhr sich mit einer Hand durch das spärliche Haar an seiner gewölbten, sehr hohen Stirn. „Das habe ich seiner Hoheit ebenfalls mitgeteilt, doch er scheint sehr gewillt, diesen Club zu besuchen."

„Verstanden", entgegnete der berittene Wachmann und salutierte, sein Gesicht zeigte allerdings wenig Begeisterung.

„Ich möchte nicht in einen 'Gentlemens Club'", bemerkte Marybeth stur und blickte ihren Cousin mit zusammengepressten Lippen an.

„Und ich möchte nicht in diese Fabrik. Kennt Ihr nicht die Redewendung 'Man muss säen, um zu ernten'?"

„Ich bin kein Bauer. Ich will weder säen noch ernten."

Typisch. Arthur verdrehte die Augen. „Das ist eine Metapher. Sie bedeutet, dass Ihr mir im Gegenzug schon etwas entgegenkommen müsst, wenn Ihr meine Mithilfe bei Eurem Projekt erwartet."

„Onkel Harold hat gesagt ..."

Arthur unterbrach sie. „... dass ich Euch bei Eurer Schnapsidee helfen soll. Ich weiß. Aber er hatte kein Recht dazu. Ich habe auch ein Wörtchen dabei mitzureden. Wenn Ihr also meine Hilfe wollt, dann rate ich Euch, mir in dieser einen Sache ein wenig entgegenzukommen. In den Räumlichkeiten dieses Clubs spielt heute ein berühmtes Streichquartett auf. Ich möchte das unter keinen Umständen verpassen, jetzt, wo sich mir die Gelegenheit dazu bietet, es zu sehen."

Marybeth schwieg zeitweilig und wirkte, als dächte sie sorgsam über die Worte ihres Cousins nach. Schließlich nickte sie kurz. „Einverstanden. Aber nicht zu lange. Ich habe Arbeit vor mir."

Arthur sah sie ernst an und hob eine Hand, als würde er einen feierlichen Eid sprechen. „Ihr habt mein Wort", dann lächelte er ihr aufmunternd zu, „mögt Ihr Musik, Cousine?"

Sie zuckte die Achseln. „Ich weiß es nicht."

Arthur sah sie entgeistert an. „Wie könnt Ihr das nicht wissen?"

Sie wiederholte die Geste und schwieg.

„Habt Ihr etwa nie den Auftritt wirklich guter Musiker genossen?"

„Nur zu den üblichen Feierlichkeiten. Und nur, wenn ich musste. Ich mag es nicht, unter vielen Menschen zu sein."

Arthur verzog sein Gesicht. 'Die üblichen Feierlichkeiten'. Das bedeutete zu den Festbanketten am Hof und anderen öffentlichen Veranstaltungen. Doch was dort aufgespielt wurde, hatte wenig mit wirklicher Musik zu tun. Pompöse Märsche, vorgetragen von der Militärkapelle der Imperial Army, Kirchenorganisten oder vielleicht sogar mal ein Sänger. Doch all das hatte nichts gemein mit der Leidenschaft und Tiefe, welche die komplexen Harmonien der wahren Künstler in den Herzen ihrer Zuhörer entfachten. Wider jedes Erwarten von vor wenigen Wochen spürte Arthur eine leichte Vorfreude auf den gemeinsamen Abend mit Marybeth. Es war an der Zeit, seine Cousine in die Zivilisation zu führen.

Marybeth sah missmutig auf die sauber polierte Tischplatte aus gewachstem, dunklem, rotbraunem Holz. Nicht nur musste sie gegen ihren Willen hier sein, sie hatten sogar darum kämpfen müssen. Zunächst hatten die ahnungslosen Türsteher sie sofort abgewiesen. Ein rothaariger, sommersprossiger Bengel, der mehr Junge als Mann war, und seine kindliche Begleiterin waren nicht die üblichen Gäste der feinen Gesellschaft. Als die Royal Guards auf den Plan traten und auch Lawrence ihnen erklärte, wem sie gerade im Begriff waren, den Zutritt zu verwehren, waren sie bereit, Arthur einzulassen. Marybeth jedoch sollte draußen bleiben. Erst als die königliche Leibgarde mit einer sofortigen Schließung des Clubs drohte, wurde auch Marybeth zähneknirschend der Einlass gewährt. Neunjährige hatten eigentlich nichts in einem angesehenen Etablissement für wohlhabende Erwachsene zu suchen – schon gar keine Mädchen. Innerlich stimmte Marybeth ihnen sogar vollkommen zu – auch sie sah keinen Grund, weswegen gerade sie in einem 'Gentlemens Club' verkehren sollte. Doch das war nun einmal ihr Teil der Abmachung mit Arthur, und sie wollte schließlich auch, dass er sich an den seinen hielt.

„Schaut nicht so trüb drein, Cousine", neckte Arthur sie mit seiner euphorischen Stimme. Die Aussicht auf das Konzert des Streichquartetts hatte seine Laune erheblich aufgehellt.

Marybeth nippte an ihrem heißen Tee. Er war überraschend gut und man hatte ihr sogar Milch und Zucker bereitgestellt, so wie sie es gerne mochte. Wären nicht die ganzen Menschen hier gewesen und hätte sie nicht von vornherein eine Abneigung dagegen empfunden, diese gesamte Veranstaltung zu besuchen – Marybeth wäre beinahe dazu geneigt gewesen, die Schönheit und das edle Ambiente des exklusiven Clubs wirklich zu genießen. Sie blickte sich um. Der Raum war mit eleganten Möbeln ausgestattet, die aus dunklem, glänzendem Holz gefertigt waren. Die Wände waren mit fein gearbeiteten, goldverzierten Tapeten bedeckt und an der Decke hingen funkelnde Kristalllüster. Überall im Raum waren große, schwere Vorhänge angebracht, die das Licht aus den teuren Lampen filterten und eine warme, einladende Atmosphäre schufen. Im Zentrum stand ein großer Tisch, um den sich eine Gruppe von Herren versammelt hatte, die in heiterem Gespräch vertieft waren. Sie trugen modische Anzüge mit hohen Zylinderhüten und schienen sich sehr wohl in ihrer Gesellschaft zu fühlen. An der Bar standen ein paar weitere Personen, unter denen sogar ein in einen schicken Smoking gehüllter Zwerg war, und unterhielten sich bei einem Glas Wein. Entgegen dem Namensteil 'Gentlemen' waren sogar einige Frauen zugegen – sichtlich als Abendbegleitung ihrer wohlhabenden Ehegatten.

„Eure Hoheit, schaut nur." Der Diener Lawrence zeigte auf eine Tür, die bis gerade eben noch verschlossen gewesen war und die offenbar zu einem weiträumigen Treppenhaus führte. Vier junge Männer traten aus ihr heraus, gekleidet in schlank geschnittene Fracks, in ihren Händen die eleganten Koffer ihrer Instrumente.

Arthur strahlte über beide Ohren. „Das sind sie. Das 'Serenade Quartett'." Sein Blick verfolgte die Musiker, die sich vorsichtig ihren Weg durch den Clubraum bahnten und mit einem kleinen, silbernen Schlüssel eine der bislang verschlossenen Türen öffneten, die offenbar in einen geräumigen Konzertsaal führte. Einige Leute standen von ihren Plätzen auf und folgten ihnen. Arthur streckte Marybeth breit lächelnd eine Hand entgegen. „Komm, Cousinchen, sehen wir uns das auch an", doch sie machte keine Anstalten aufzustehen oder gar seine Hand zu nehmen.

Das könnte ihr so passen, dachte sich Arthur, der bereits vor Vorfreude grinste, *damit wird sie heute nicht davonkommen*. „Es ist Teil unserer Vereinbarung, Marybeth. Heute lernt Ihr richtige Musik kennen", sagte er, bemüht, ernst und überzeugend zu wirken. Sollte sie doch ihren eigenen Waffen erliegen und auf eine gemachte Vereinbarung festgenagelt werden.

Marybeth atmete auf. Sie blickte nervös hinter all den Leuten her, die sich schon in dem Konzertsaal versammelten, während das Quartett bereits erste Probetöne auf ihren Instrumenten hervorbrachten.

„Kommt schon", zwinkerte Arthur ihr zu.

Marybeth schloss die Augen. Der Konzertsaal war nicht kleiner als der Clubraum. Niemand würde ihr nahetreten, wenn sie das nicht wollte. Sie konnte Arthur seinen Wunsch erfüllen und trotzdem die Kontrolle über die Situation behalten. Dann drückte sie sich von der Tischplatte ab und stand schweigend auf. Arthur führte sie den schmalen Korridor zwischen den Tischen entlang und gemeinsam betraten sie in jenem Moment das glänzende, fast schwarze Parkett des Saals, als die Musiker ihr erstes Stück einleiteten.

Schon die ersten dröhnend tiefen Töne des liebevoll gestrichenen Violoncellos legten sich wie eine weiche Wabe um Marybeths Haut. Sie spürte die Vibration ihre Knochen hinaufsteigen. Und dann fingen die sanften Pinselstriche der Geigenmusik, die kunstvoll über die Leinwand des Augenblicks glitten, sie ein. Es fühlte sich an wie ein zärtlicher Frühlingswind, der lauwarm und weich ihre Wangen streichelte und sie in den wirbelnden Strudel des Tanzes riss. Und ebendies geschah. Eine Berührung an ihrer Hand. Instinktiv zog sie sie weg. Doch war das noch wichtig im Hier und Jetzt des Momentes?

Ein zweites Mal legten sich kräftige Finger um ihre zarte, kleine Hand. Sie öffnete ihre Augen und sah in das fröhliche Gesicht ihres Cousins. Er hielt sie sicher und fest, wirbelte sie herum, den unsichtbaren Linien der Musik stets folgend. Sie spürte, wie alle Ernsthaftigkeit und Sorge von ihr abfiel. Die Angst vor Berührung – sie war fort. Der Kummer, die Verantwortung, die Bürde, die Pflichten – sie waren wie von ihr abgewaschen. Sie war nicht mehr Marybeth. Sie war ein Blütenblatt in der sanften Brise und tanzte, fort von den klagenden Befehlen des menschlichen Verstandes und hin zu der leidenschaftlichen Euphorie eines Kindes, welches das erste Mal seit Jahren nichts weiter war, als es sein sollte: nur ein kleines Mädchen.

Außer Atem ließ Arthur Marybeths Hand los. Wie lange hatten sie getanzt? Zwei Stunden? Drei? Es war unglaublich. Das erste Mal seit ihrer Geburt sah Arthur in das Gesicht seiner Cousine und sah lediglich einen Menschen. Noch nie hatte er sie so erlebt. Er zog sich aus der Mitte des Raums zurück, stellte sich zu den Wachleuten, die aufmerksam die gesamte Szenerie im Auge behielten. Und er tat es ihnen nach, wenngleich seine eigenen Beobachtungen sich allein auf Marybeth beschränkten, die in ihrem auffälligen, eng taillierten weißen Kleid noch immer inmitten all der tanzenden Paare in der Woge der berührenden Musik herumwirbelte, ihre Locken hinter sich herziehend wie einen Schwarm blass-goldener Schmetterlinge.

Schon oft hatte Marybeths Verhalten ihn an seine Grenzen gebracht. Schon oft hatte er sie insgeheim als sonderbar oder gar verstörend betrachtet. Doch sie nun so zu sehen – frei und erfüllt von den Gefühlen, die sie sich sonst in keinem Moment ihres Lebens anmerken ließ – es war wunderschön und erstmalig fühlte er sich ihr wirklich nah.

Ob das allein all den Ärger und die mögliche Bestrafung aufwog, die sein Onkel ihm für den Abend auferlegen konnte, erwog er in Gedanken. Die Entscheidung war leicht. *Definitiv ja.*

Erfüllt von tiefer Zufriedenheit, lehnte sich Arthur an die holzvertäfelte Wand des Konzertsaals. Sein eigenes Bedürfnis nach Tanz und Musik war gestillt, doch er würde Marybeth jede einzelne Sekunde der Freiheit lassen, die das Streichquartett ihr schenken konnte.

Evaluation und Neid

Aufgeregt stand Arthur schon am frühen Morgen auf. War er gestern noch missmutig und demotiviert hinsichtlich Marybeths kleinen Projektes gewesen, konnte er es heute kaum erwarten, seine Cousine zu besuchen. Seit dem gestrigen Abend hatte sich das Licht, aus dem er das kleine Mädchen betrachtete, schlagartig verändert. Lange Zeit hatte er die starken Gefühle nicht gesehen, die tief in ihrem Inneren schlummerten. Ihr wahres Selbst, ihre Trauer, ihr Wunsch nach Nähe und Berührung, die der Verlust ihrer Eltern ihr genommen hatte. Doch sie waren da. Tief vergraben und von einer Schicht unzersplitterbaren Eises eingeschlossen zwar, aber sie existierten. In jenem Moment, in dem ihm dies gewahr wurde, hatte sich ein Schalter der Maschinerie seines Geistes umgelegt. Vor sich selbst und den Seelen Marybeths verstorbener Eltern hatte er einen Eid abgelegt. Er würde auf seine kleine Cousine aufpassen. Ihren Verlust so weit ausgleichen, wie er es vermochte. Und er würde an ihrer Seite stehen, wenn die Last eines ganzen Volkes auf ihre Schultern gehievt wurde.

Gut gelaunt verließ er die Räumlichkeiten, die Onkel Harold ihm und seinem Vater im Schloss zur Verfügung gestellt hatte und machte sich auf den Weg zu Marybeths Schlafgemach. Als er ihre Tür öffnete, war seine Cousine schon längst auf den Beinen. Zusammen mit einer älteren Frau, Arthur meinte sich zu erinnern, dass dies die Gouvernante war, kniete sie auf dem Boden inmitten dutzender loser Blätter und schrieb mit einer Adlerfeder in anmutiger Schrift einige Zeilen in ein kleines Buch.

„Guten Morgen, Cousine", begrüßte er sie.

„Arthur", nickte sie ihm zu, ohne von ihrer Arbeit aufzusehen.

Er beugte sich zu ihr hinunter. Die Dokumente zu ihren Füßen waren jene, die sie am Vortag in der Fabrik verfasst hatten. „Wie ich sehe, seid Ihr schon auf den Beinen und arbeitet bereits fleißig?"

Die Gouvernante prustete. „Ich bin nicht sicher, ob 'fleißig' das richtige Wort ist, Eure Hoheit. Nicht einmal ihren üblichen Unterricht möchte sie heute wahrnehmen, dabei ist sie sonst eine überaus gelehrige Schülerin. Auch weigert sie sich, ihre Kleider für die offizielle Adoptionsbekanntgabe anzuprobieren. Ihr Interesse gilt einzig und allein dieser Unordnung hier."

„Wenn Sie wollen, können Sie sich zurückziehen. Ich bin jetzt hier und helfe Marybeth."

„Wisst Ihr was, Eure Hoheit? Genau das tue ich. Was Prinzessin Marybeth betrifft, bin ich heute ohnehin nur ein überflüssiges Übel." Schnippisch stand sie auf, blickte Marybeth noch einmal kurz an und verließ dann den Raum.

Arthur setzte sich neben seine Cousine. „Was genau macht Ihr hier überhaupt?"

„Ich berechne die Arbeitsstunden nach Woche und stelle sie der durchschnittlichen Schlafzeit gegenüber."

„Von allen Arbeitern?", fragte Arthur nach, doch er kannte die Antwort bereits.

„Natürlich von allen Arbeitern", fuhr Marybeth ihn mit einer Stimme an, welche die klare Botschaft beinhaltete, dass seine Fragerei dumm und überflüssig war, „unterteilt in Kinder und Erwachsene."

Arthur seufzte. „Dann gestattet mir, Euch dabei zu helfen."

Gemeinsam gingen sie eine geraume Zeit schweigend ihrer monotonen Aufgabe nach. Zwölf Stunden. Zwölf Stunden war der Durchschnitt an Stunden, welche die Arbeiter in der Fabrik verbrachten. Zwölf Stunden Arbeit bei 45 Minuten Heimweg und sechs Stunden Schlaf.

„Und was machen wir jetzt mit den gesammelten Informationen?", fragte Arthur neugierig, während er das Papier zu einem ordentlichen Stapel aufeinanderlegte.

„Wir wenden sie natürlich an", antwortete Marybeth ihm mit kristallklarer Stimme.

Arthur verdrehte die Augen. „Und wie genau plant Ihr sie anzuwenden?"

„Indem wir ein paar Tage genauso arbeiten und beobachten, was das mit uns macht."

Arthur starrte sie mit weit offenem Mund an. Hatte er das kleine Mädchen richtig verstanden? „Wir sollen in der Fabrik arbeiten? Wie die Arbeiter?"

„**Als** Arbeiter", korrigierte ihn Marybeth, „wir arbeiten wie sie, wir essen dasselbe wie sie und wir werden ebenso wie sie nach Hause laufen."

Arthur schüttelte den Kopf. „DAS, werte Cousine, wird uns Onkel Harold niemals erlauben. Er besteht auf die Kutschen und den Geleitschutz durch die Royal Guards. Und von meinem Vater habe ich wegen gestern bereits genügend Ärger bekommen. Ich lege es nicht auf ein weiteres Mal an."

Marybeth dachte kurz nach. „Dann fügen wir unserer Arbeit eben einen Spaziergang auf dem Gelände des Palastes hinzu."

Arthur stöhnte, wissend, seiner Cousine diese Flause niemals aus ihrem Lockenkopf austreiben zu können. „Also gut", sagte er schließlich, „aber wir sollten weder Onkel Harold noch meinem Vater vorerst von Eurem Plan berichten. Die sperren uns direkt ins Irrenhaus."

Marybeth blickte an ihrer ungewohnt kratzigen und schlecht sitzenden Kleidung hinab, die eines der anderen Kinder ihr freundlicherweise überlassen hatte. Die Arbeitsabläufe in der Fabrik in ihrem engen mehrschichtigen Kleid zu bewältigen wäre undenkbar gewesen. Sie war dazu gezwungen gewesen, umzuplanen, auch wenn ihr der Gedanke, die Kleidung einer anderen Person zu tragen, wenig behagte. Sie sah zu ihrem Cousin, der mit schwarz verschmiertem Gesicht und einer breiten Schaufel Steinkohle in den brennenden Schlund der Maschine gab und sich anschließend erschöpft mit dem Handrücken den Schweiß von der schmutzigen Stirn wischte. Seine Hose und sein Hemd waren definitiv hinüber.

„Was ist los, Cousine", fragte Arthur in einem spöttischen Ton, „seid Ihr etwa müde oder warum schaut Ihr lieber, anstatt Euch zu betätigen?"

Schweigend kniete Marybeth sich wieder auf den Boden und sammelte die vielen Metallsplitter ein, die von der Verarbeitung der massiven Stahlstreben übrig geblieben waren, genau so, wie der Vorarbeiter es ihr gezeigt hatte. Die Arbeit war sehr monoton. An und für sich störte sie so etwas zwar nicht, aber da in diesem Fall auch ihre intellektuellen Ressourcen ungenutzt blieben, fiel es selbst ihr schwer, sich nicht zu langweilen.

„Freut Ihr Euch auf Eure Zeremonie?", rief Arthur gegen den Lärm der Fabrik an.

„Nein", entgegnete die Prinzessin ehrlich, „zu viele Menschen, zu viele Augen, die auf mich gerichtet sind."

„Daran werdet Ihr Euch gewöhnen müssen. Als Königin werdet Ihr ständig in der Mitte des Geschehens stehen."

„Ich weiß", antwortete sie und merkte selbst den winzigen, kaum wahrnehmbaren Hauch von Bitterkeit, der in ihrer Stimme lag. Seltsam, dachte sie sich, das war keine Absicht gewesen.

„Vielleicht spielen sie ja gute Musik auf", stellte Arthur schließlich scherzhaft in Aussicht, nachdem einen Augenblick lang Stille den Raum dominiert hatte.

Marybeth wusste den Versuch sie aufzuheitern zu schätzen. In der Tat hatte sie den Abend mit der Musik mehr genossen als jeden anderen Moment der letzten Jahre. Doch es war unwahrscheinlich, dass etwas, das auf einer offiziellen Zeremonie des Königshauses gespielt wurde, auch nur ansatzweise vermochte, sie derart mitzureißen. Mit einem kurzen Nicken in Arthurs Richtung drehte sie sich um und tastete wieder auf dem dreckigen Boden herum. „Konzentrieren wir uns wieder auf die Arbeit."

ᔰᔫ ✳ ᔫᔰ

Als Arthur und Marybeth durch den breiten Eingang des Palastes schritten, eilte ihnen ein nervöses Dienstmädchen mittleren Alters entgegen. „Bevor Ihr Euch auf Eure Zimmer begebt, bittet König Harold Euch um einen kurzen Besuch", teilte sie ihnen mit und neigte demütig den Kopf.

Sie schauten sich an.

„Habt Ihr eine Idee, worum es geht?", wisperte Arthur seiner Cousine zu.

Diese legte die Stirn in Falten. „Vielleicht bekommen wir Ärger."

Entnervt stöhnte Arthur auf. „Bitte nicht. Das wäre nicht gerecht. Mein Vater hat mich wegen unseres Ausflugs in den Club schon mehr als ausreichend gemaßregelt."

„Wir haben keine Regel gebrochen", stellte Marybeth fest, „es gibt keinen Grund, uns dafür zu bestrafen."

Arthur blickte sie fragend an. „Ihr habt doch den Ärger in den Raum gestellt. Weswegen sollte man uns sonst tadeln?"

„Irrelevant, weil spekulativ. Sehen wir nach, was Onkel Harold von uns will."

Mit diesen Worten ging sie mit für ihre Körpergröße auffallend schnellen Schritten den großen Treppengang hinauf in Richtung der Wohnareale des großen Schlosses.

„Ihr werdet ihn niemals 'Vater' nennen, obwohl er Euch adoptiert hat, oder?", keuchte Arthur, während er versuchte, seine Cousine einzuholen, und dabei beinahe mit einer der dekorativen Prunkrüstung kollidierte.

„Schwierig", gab Marybeth zu, „nur, weil er jetzt amtlich gesehen mein Vater ist, bedeutet das nicht, dass sein Verwandtschaftsverhältnis als mein Onkel dadurch entkräftet wird."

„Ihr seid wirklich schräg, Marybeth."

„Ich werde mich um eine bessere Körperhaltung bemühen."

Arthur schmunzelte. „Das meinte ich eigentlich nicht."

Sie erreichten die Wohngemächer des Königs, welche Harold seit Beginn seiner jüngsten Krankheitsepisode nur zu kurzen Spaziergängen im Schlossgarten und auch nur auf ausdrückliche Anweisung seines Arztes verlassen hatte.

Arthur klopfte.

„Marybeth? Arthur?", antwortete die Stimme ihres Onkels fragend.

„Ja, wir sind es", bestätigte Arthur.

„Macht ihnen auf, Kensington. Ihr könnt dann gehen."

Wie geheißen, öffnete sich einen Moment später die Tür. Die Stirn zu einem förmlichen Gruß geneigt, stand Lord Kensington seitlich an den Rahmen gelehnt und ließ sie eintreten, bevor er sich selbst mit einer tiefen Verbeugung von seinem Lehnsherren verabschiedete.

„Ein wunderbarer Kerl. Tapfer, loyal und kompetent. Ein wenig steif vielleicht, aber ich – und damit zukünftig auch Marybeth – kann ihm vollkommen vertrauen."

Arthur sah seinen Onkel an. Überraschenderweise saß er in einem breiten Ohrensessel am geöffneten Fenster und genoss die frische Luft, anstatt im Bett zu liegen. Er konnte es ihm nicht verdenken. Es war ein wunderschöner Sommertag.

„Ihr fragt euch sicher, weshalb ich euch rufen ließ", stellte der König in den Raum und durchbrach damit das unbehagliche Schweigen.

„Nun, um ehrlich zu sein-", druckste Arthur herum, doch Marybeth fiel ihm ins Wort.

„Wir gehen davon aus, eine Zurechtweisung zu erhalten."

Jetzt bringt sie ihn selbst noch auf den Gedanken, echauffierte sich Arthur ärgerlich, *und warf seiner Cousine einen finsteren Blick zu.*

Harold zog eine Augenbraue hoch. „Habt ihr denn etwas getan, um eine solche zu verdienen?"

Marybeth schüttelte vehement den Kopf, noch bevor Arthur etwas sagen konnte. „Nein, wir haben uns in sämtlichen Belangen regelkonform verhalten."

Harold lachte leise, was von einem dünnen Blutschwall begleitet wurde, der sich rot glänzend über seine Lippen legte. Vorsichtig tupfte er sich mit der Wolldecke, die über seine Knie lag, den Mund ab. Aus seiner anfänglichen Heiterkeit gerissen, sah er die verlorene Körperflüssigkeit betrübt an, wirkte aber nicht, als führte er etwas im Schilde.

Als er sich wieder gefangen hatte, erhob er abermals leise seine Stimme: „Nein, ich habe euch nicht hergeholt, um euch für etwas zu bestrafen. Auch wenn euer Abstecher nach Loras streng genommen nicht abgesprochen gewesen war." Er zwinkerte Arthur zu.

„Er war auch nicht verboten", stellte Marybeth fest, doch keiner ging auf sie ein.

„Aber mir ist aufgefallen, dass Ihr erfüllt von jugendlichem Arbeitseifer jede schöne Tagesstunde eurem Projekt opfert. Versteht mich nicht falsch. Ich freue mich sehr darüber, wie gut ihr euch versteht und wie großartig ihr zusammenarbeitet. Aber ich möchte euch darum bitten, nicht nur zu schuften, sondern euch auch gemeinsam den schönen Dingen des Lebens zuzuwenden. Heute ist ein wundervoller Tag. Geht ein wenig in den Garten, pflückt Blumen, schenkt euren Körpern etwas Wärme und Sonnenlicht."

Erleichtert lächelte Arthur seinen Onkel an. Das war deutlich besser als Ärger zu bekommen. „Wir werden Euren Rat beherzigen, Onkel."

Harold nickte zufrieden, dann klatschte er zaghaft in seine farblosen Hände. „Sehr gut. Dann erzählt – habt Ihr bereits Fortschritte in der Angelegenheit gemacht?"

Marybeth hob den Blick. „Tatsächlich haben wir festgestellt-"

Arthur drängte sich in ihr Sichtfeld und schüttelte leicht mit dem Kopf. „Wir sind noch nicht so weit. Marybeth hat einige vielversprechende Beobachtungen gemacht – wir konnten aber noch nicht alle Probleme lösen, also wäre es Unsinn, Euch jetzt schon damit zu behelligen."

Nachsichtig, aber müde, lächelte der König seine jungen Verwandten an. „Ganz so einfach ist das auch nicht. Aber es ist schön, dass ihr euch einem so vernünftigen Ansinnen hingebt. Ich bin stolz auf euch. Auf euch beide. Nun muss ich dich, Arthur, darum bitten, mir zurück in mein Bett zu helfen.

Ich verliere das Gefühl in meinen Beinen und ertrage das gleißende Licht nicht länger."

Nachdem Arthur seinem Onkel ins Bett verholfen hatte, gingen er und Marybeth tatsächlich in den Garten, ebenso wie es sein Onkel sich gewünscht hatte. Schweigend lag Arthur auf der Wiese und genoss die hellen Strahlen der Sonne Uriae, die heiß auf Loras hinab strahlte. *Wie es die Bewohner der Manalande und der Inseln wohl mit zwei Sonnen aushalten*, fragte er sich, während er den Schweißfilm von seiner hellen Stirn strich. Seufzend ermahnte er sich, der wohltuenden Umarmung des Sommers zum Trotz den Schatten der Bäume zu suchen. Bei seinem Teint würde er ansonsten binnen Minuten einen schweren Sonnenbrand erleiden – und darauf hatte er wirklich wenig Lust.

Gegen das helle Licht ankämpfend, versuchte er Marybeth zu finden. Sie stand ein ganzes Stück entfernt von ihm an einem der großen Rosensträucher. Ihr Gesicht wirkte verträumt.

Geschützt vom dichten Laubwerk der Platanen schlenderte Arthur pfeifend zu ihr hinüber.

„Der Duft gefällt mir", bemerkte Marybeth, ohne ihn aber anzusehen.

Schon oft hatte Arthur beobachtet, wie Marybeth die Nähe der anmutigen Blumen suchte – und er kannte auch den Grund dafür. „Ich weiß", antwortete er ihr mit sanfter Stimme, „er erinnert Euch an Eure Mutter, richtig?"

Marybeth nickte.

„Ihr müsst sie sehr vermissen."

Keine Reaktion.

„Sagt, Marybeth, fühlt ihr Euch manchmal einsam?"

Sie drehte sich zu ihm um und blickte ihn lange an, vermied es jedoch, einen direkten Blickkontakt herzustellen.

„In letzter Zeit nicht mehr so oft. Ich habe jetzt einen Freund. Euch."

⁂

Einige Tage waren vergangen. Manchmal kam Arthur seine Stellung als Prinz beinahe wie ein Traum vor, so als wäre sein echtes Leben jenes eines Fabrikarbeiters, während Luxus und Reichtum nur blasse Schemen eines verwirrten Geistes waren. Doch eines jeden Morgens erwachte er in seinem samtweichen Bett. Umgeben von Opulenz und Privilegien. Von Dienern und Angestellten, deren einzige Aufgabe es war, seiner Familie jeden noch so kleinen Wunsch von den Lippen abzulesen.

„Ich muss unbedingt etwas loswerden. Auch wenn ich sonst nicht allzu viel von den hohen Herren halte – euch zwei respektiere ich. Euch und Marybeth. Ihr seid die Ersten, die sich aufrichtig für uns kleinen Leute interessieren. Kein anderer wäre jemals auf die Idee gekommen, mit uns in der Fabrik zu malochen." Diese Worte hatte Tom, einer der Vorarbeiter, ein kräftiger, raubeiniger Kerl, zu ihm gesagt. Und er hatte nicht unrecht. In einigen Momenten kam ihm seine Anwesenheit in der Fabrik sogar selbst albern und unter seiner Würde vor. Aber weshalb eigentlich? Viele der Arbeiter waren anständige und vernünftige Menschen. Menschen, die nichts von ihm unterschied, abgesehen von den Umständen ihrer Abstammung und Geburt. Doch diese Menschen sahen in ihm und Marybeth nun so etwas wie Leidensgenossen und einen Lichtblick am Ende des Horizonts in einem. Marybeths Ruf tat das natürlich überaus gut – ebenso wie dem seinen. Bereits am dritten oder vierten Tag war ihm aufgefallen, wie freundlich die

Menschen des Hafenviertels der luxuriösen Kutsche zuwink-
ten, mit der Marybeth und er jeden Morgen anreisten. Doch
natürlich hatten diese Informationen ihren Weg auch aus den
einfachen Schichten hinausgefunden. Auch in Adelskreisen
und selbst im Schloss erzählte man sich von den wunderlichen
Königskindern, die begonnen hatten, ihre Tage mit dem einfachen Proletariat zu verbringen. Mit seinem Vater hatte Arthur
bereits diesbezügliche Gespräche gehabt. Getobt hatte er, als
er davon erfahren hatte, dass Marybeth verantwortlich dafür
war, dass sein hochgeborener Sohn am Heizkessel schuftete
wie ein Bürger der untersten Schicht von Loras. Wie Arthur
selbst das empfand und wie sehr seine Freundschaft und Ver-
bundenheit zu seiner Cousine mittlerweile durch das gemeinsame Projekt gewachsen war, das interessierte George überhaupt
nicht. Ein weiterer Grund, weshalb Arthur auch seinen Abend
lieber mit ihr verbrachte als mit seinem Vater.

Für heute hatte sich Arthur etwas ganz Besonderes über-
legt. Sanft strich er über den Kasten seines Violoncellos, ehe er
den Griff packte und das Instrument umsichtig anhob. Gemüt-
lich schlenderte er die von allerhand Gemälden und Schmuck-
stücken längst vergangener Zeiten dekorierten Gänge des Palastes entlang, bis er Marybeths Zimmer erreichte. Als sie den
celloförmigen Koffer in seiner Hand sah, stahl sich ein ebenso
seltenes wie mitreißendes Lächeln auf ihre blass rosafarbenen
Lippen.

Das Lächeln erwidernd, packte Arthur das Instrument aus.
Er hatte noch nie für jemand anderes außer sich selbst gespielt
– abgesehen von seinen Eltern, die seine musikalischen Ergüs-
se durch die räumliche Nähe gelegentlich mitbekamen. Mit der
Zärtlichkeit eines sanftmütigen Liebhabers ließ er das edle
Rosshaar seines Bogens über die Do-Saite gleiten und ein tief
brummender Laut zog durch das Zimmer, so gleichmäßig und

gelassen wie die Wolken, die häufig des Nachts am düsteren Himmel der Westreiche wanderten.

Marybeth lehnte sich zurück. Sie schloss ihre Augen und ihr kleiner Kopf wippte sanft im Takt der Musik, während jedes unvermittelte Zucken auf ihren feinen Gesichtszügen die Mundwinkel des Prinzen ein Stückchen weiter nach oben zog. Und dann geschah etwas Unerwartetes: Marybeth öffnete langsam ihre Augen, und während eine einzelne Träne ihre Wange hinab kullerte, rutschte sie über den Boden auf ihren Cousin zu. Sie lehnte sich an seine freie Seite und legte den Kopf auf seinem Bein ab. Marybeth. Das kleine Mädchen, das keine Nähe ertrug. Arthur wusste nicht, wie er mit der Situation umgehen sollte, also spielte er einfach weiter. Minute um Minute, während es so schien, als würde die Zeit um sie herum ohne sie fortlaufen, während sie, abgeschieden in einer kleinen Blase der Ruhe und des Stillstands, nur zwei Kinder waren, weit ab von den Pflichten von Prinzen und Prinzessinnen. Weit ab vom Königreich Loras und all seinen Gesetzen und Dekreten.

Plötzlich krachte die Tür auf. Arthur hätte beinahe sein Instrument fallen lassen. Geradeso bekam er es noch gehalten, bevor es zu Boden stürzte. Auch Marybeths Kopf schreckte in einer hektischen Geste hoch und traf Arthur schmerzhaft am Kinn.

Prinz George, Arthurs Vater, stand in der Tür. „Ich wusste, dass ich dich hier finden würde, Sohn", sprach er, seine Stimme erfüllt von Missgunst und Herablassung. „Ich habe nachgedacht, Junge. Und ich möchte nicht mehr, dass du Teil von Marybeths Hirngespinsten bist. Die Leute lachen schon über mich. Mein Sohn, der mit einer Verrückten am Hafen arbeitet. Das muss ein Ende haben."

Arthur sah seinen Vater fassungslos an. „Aber ich möchte Zeit mit ihr verbringen!", wehrte er sich gegen das dreiste Verbot.

„Es ist mir egal, was du möchtest. Auch wenn sie deine Cousine und die zukünftige Königin ist, ich möchte nicht, dass du weiter Zeit mit ihr verbringst, solange sie so ist, wie sie ist. Komm jetzt mit."

Arthur blieb steif stehen. „Nein, das könnt Ihr nicht verlangen, Vater."

Prinz George schnaubte, trat in einem weiten Schritt zu ihm und riss ihn an seinem Oberarm hoch. Das Violoncello verlor durch den Ruck den Halt, stürzte zu Boden und seine Decke mitsamt dem schützenden Lack zersprang.

„Mein Cello!", rief Arthur bestürzt aus, schüttelte seinen Vater ab und sah das beschädigte Instrument betrübt an.

„Das ist deine eigene Schuld, Sohn. Es wird ein neues Cello geben – eines Tages, wenn du gelernt hast, auf das zu hören, was dein Vater dir sagt."

Marybeth, die sich während des ausufernden Streits immer weiter in eine Ecke ihres Zimmers zurückgezogen und die Szene mit weit geöffneten Augen beobachtet hatte, wagte sich wieder einen Schritt nach vorn. „Ich möchte, dass Arthur bleibt."

Mit höhnischem Blick ging George auf sie zu, griff ihr Kinn und zog es unsanft auf. Gerade wollte er etwas sagen, doch Marybeth, die die plötzliche Berührung nicht erwartet hatte, schrie panisch und schrill auf. Binnen Sekunden stürmten zwei Wachen ins Zimmer. Sie packten den zornigen Prinzen und zogen ihn von Marybeth fort.

„Ihr Idioten. Was glaubt ihr, an wem ihr da herumzerrt? Das wird euch teuer zu stehen kommen!"

„Es tut uns leid, Eure Hoheit, aber wir können keine Übergriffe auf die Prinzessin erlauben. Nicht einmal vom Bruder des Königs. Wir haben klare Anweisungen."

Einen Augenblick lang sah es so aus, als würde sich George beruhigen, doch dann stieß er ein kehliges Brüllen aus, wie als hätte er völlig die Kontrolle über sich verloren. „Ich lasse mir von niemandem vorschreiben, was ich zu tun und zu lassen habe. Auch nicht von lächerlichen Palastwächtern." Er versuchte, um sich zu schlagen, und traf einen der Royal Guards leicht an der Schulter.

„Dann tut es uns aufrichtig leid", beteuerte einer der Wächter und schlug dem Prinzen seine behandschuhte Faust in den Unterbauch.

Mit schmerzerfülltem Gesicht sackte dieser ächzend in sich zusammen. Der Soldat drehte sich um und zeigte auf Arthur.

„Ihr kommt besser mit Prinz George. Es ist besser, wenn wir für heute Nägel mit Köpfen machen."

Geknickt, sein zerstörtes Instrument fest umklammert, folgte Arthur den Royal Guards, die seinen wimmernden Vater unsanft abführten, und ließ Marybeth allein im Chaos ihres eben noch so heimeligen Zimmers zurück.

※

„Fahren Sie in die Stadt. Marktviertel. Dasselbe Ziel wie beim letzten Mal."

Diese Anweisung war klar. Er wusste genau, wo er hinmusste. Hammond gab seinen Pferden einen Hieb mit der Gerte. Die Prinzessin war eine ungeduldige Passagierin. Er wollte nicht ihren Ärger auf sich laden, schließlich wusste jeder Angestellte der Königsfamilie, dass sie verrückt war. Und dass sie schon bald Königin sein würde. Nein, er würde lieber nichts riskieren und seine Aufgabe so gewissenhaft und perfekt wie möglich ausführen.

Die Kutsche rollte durch das majestätische Tor des königlichen Schlosses und wandte sich dann nach links, in Richtung des Adelsviertels. Die Straßen waren gepflastert und von hohen Bäumen gesäumt, die ihre Zweige über die Kutsche bogen und ein belebtes Schattenspiel auf die Prinzessin und das Innere der Kutsche warfen. Die Häuser, welche sie passierten, waren prachtvoll und aufwendig gestaltet. Hier auf diesem engen Raum wohnten die mächtigsten Familien des Königreichs. Nach einigen weiteren, nicht minder prunkvollen Straßen erreichte die Kutsche einen Torbogen, der das Adelsviertel von der Oberstadt trennte. Hier änderte sich die Szenerie vollständig. Die Straßen waren breiter und belebter – ebenso wie der Verkehr. Der Duft von frisch gebrühtem Kaffee und warmem Brot erfüllte die Luft. Hier lebten die wohlhabenden Bürger – Kaufleute, Ärzte, Industrielle – und es gab Bibliotheken, Universitäten und Parks. Schließlich überquerte die Kutsche eine majestätische Brücke und erreichte das belebte Marktviertel. Hier herrschte ein reges Treiben. Händler boten ihre Waren auf dem Markt an, und es gab Straßenkünstler, die ihre Fähigkeiten zur Schau stellten. Inmitten all des Trubels befand sich der Instrumentenbauer 'Percival Snider und Söhne'. Bekanntermaßen der Beste seines Handwerks. Die Kutsche hielt an und Hammond bot der Prinzessin auf ihrem Weg heraus seine Hand, welche sie ablehnte, bevor er die Tür des renommierten Geschäfts öffnete. Nachdem sie darin verschwunden war, setzte er sich bequem auf seinen Kutschbock und nahm eine kurzstielige Pfeife aus einer Tasche seines Mantels. Nachdem er den Tabak entflammt und einen tiefen Zug genommen hatte, lehnte er sich entspannt zurück. Diese Prinzessin. Zeitweise hatte sich ihr Cousin, Prinz Arthur, ebenfalls auf den Blödsinn mit den Fabrikarbeitern eingelassen. Die letzten Tage jedoch, hatte er nur noch Marybeth und ihre Leibgarde ins Hafenviertel gebracht – jedes Mal zu anderen Zeiten, als könne die Prinzessin sich nicht einmal auf eine Zeit festlegen, in der sie ihrer Familie Schande bereiten wollte. Doch weder der junge Prinz, noch sein grummeliger, alter Diener Lawrence hatten sich blicken lassen. Wahrscheinlich war der Junge wieder zu Verstand gekommen. Ohnehin sollte ein Bursche seines Alters sich nicht von den Verrücktheiten eines kleinen Mädchens anstecken lassen. So etwas geziemte sich einfach nicht.

Aus dem Augenwinkel sah Hammond, wie Marybeth aus dem Laden kam. Etwas Großes und Unförmiges in ihrer Hand. War das …? Hatte sie jetzt vor, ein Instrument zu erlernen? Leise seufzend, packte er seine gerade erst angerauchte Pfeife weg und sprang behände vom Kutschbock.

„Darf ich Euch das abnehmen, Mylady?"

„Nein. Sie dürfen mir aber die Tür öffnen", gestattete Marybeth mit durch den beachtlichen Kraftakt angestrengter Miene.

Nachdem sie das Instrument verladen hatte, schaute Hammond sie neugierig an. „Und nun? Was habt Ihr nun vor?"

„Zurück zum Schloss. Heute Abend ist meine Zeremonie. Ich will nicht zu spät kommen."

℘℘ ❄ ℘℘

„Ihr müsst Euch weniger bewegen", fluchte Harriet, während sie versuchte, die Schleppe an Marybeths Kleid zu befestigen.

Marybeth sah sich im Spiegel an. Schöne Kleider waren für sie nichts Neues, doch in diesem hier empfand sogar sie selbst sich als ungewohnt und fremd. Es war aus einem glänzenden, elfenbeinfarbenen Stoff gefertigt und mit goldenen Stickereien ausgestattet. Das Mieder war eng anliegend und mit Perlen besetzt, die im Licht funkelten. Die Ärmel waren kurz und ebenfalls mit reichlich verziert. Das Kleid fiel in langen, fließenden Bahnen zu ihren Füßen und hatte einen voluminösen Rock, der bei jedem Schritt der Prinzessin mitschwingen würde. Die Schleppe des Kleides war so lang, dass Marybeth sie nur schwer allein tragen konnte, und der Kragen des edlen Kleidungsstücks reichte ihr beinahe bis zu den Ohren.

Auch ihre Frisur, die Harriet zu einem hohen Lockenturm aufgebaut hatte, trug ihren Teil dazu bei, dass sich die Prinzessin fühlte, als steckte sie im Körper einer anderen Person. Im Gesamten bot ihr Aufzug einen Anblick, der bereits zu Marybeth, Tochter des Königs, zu gehören schien und nicht mehr zu Marybeth, der schweigsamen und sonderbaren Außenseiterin am Hof – der einzigen Rolle, die bisher ein regulärer Teil ihrer Selbstwahrnehmung gewesen war.

„Hast du getan, worum ich dich bat?", fragte Marybeth ihre Gouvernante.

„Natürlich", bestätigte sie, „Es befindet sich in dem kleinen Salon neben dem Thronsaal, direkt hinter dem Vorhang."

Marybeth nickte. „Dann bin ich jetzt bereit."

Unruhig nippte Arthur an dem Wein, der ihm dargeboten wurde. Er mochte den Geschmack nicht, aber es zeugte von Klasse und Stil, das teure Getränk dennoch hinunterzuwürgen.

„Wenn es so weit ist, habe ich dann Euer Wort auf Eure Unterstützung, Lord Grellon?", flüsterte Prinz George dem anderen Adeligen verstohlen zu, seinen Sohn im Hintergrund kaum beachtend.

„In jedem Fall", antwortete der Angesprochene, „dieses kleine Mädchen ist doch gar nicht dazu in der Lage unser Königreich anzuführen."

Den gesamten Abend ging das schon so. Seit der Empfang begonnen hatte, sammelte sein Vater bereits Anhänger und Unterstützer bei seiner Mission, die neue Königin zu stürzen, noch bevor sie überhaupt die Krone erbte. Dabei hatte das Volk sie während der öffentlichen Kundgebung sogar beklatscht und bejubelt als Marybeth, die Prinzessin, die sich nicht zu schade ist, Seite an Seite mit den einfachsten unter ihnen zu arbeiten. Ihr kleines Projekt hatte ihr tatsächlich einiges an Sympathie unter den Bürgern von Loras eingebracht. Ein mächtiges Werkzeug, wenn sie es zu nutzen wusste. Er selbst hatte in der letzten Zeit leider kein Teil ihrer Unternehmung mehr sein dürfen. Mehr als einmal hatte er versucht, sich davonzustehlen, doch nur um letztlich von Lawrence oder den Wachen zurückgebracht zu werden, noch bevor er seine Cousine erreicht hatte.

Als Arthur sah, dass das Weinglas seines Vaters leer war, nahm er sofort ein neues von einem der silbernen Tabletts und reichte es ihm.

„Danke, Sohn. Das ist sehr aufmerksam von dir", bedankte sich dieser, wendete sich aber sofort wieder seinem Gesprächspartner zu.

Ich mache das nicht für dich, dachte sich Arthur im Geheimen. Nein, in der Tat nicht. Je mehr sein Vater trank, desto höher war die Chance, dass er in einem unbeobachteten Moment Kontakt zu seiner Cousine aufnehmen konnte. Er blickte zwischen den Gästen hindurch zu ihr rüber. Sein Blick traf den ihren, ehe sie ihn im Bruchteil einer Sekunde wieder abwendete. Dennoch wusste er, dass auch sie etwas mit ihm zu besprechen hatte.

Die Minuten vergingen wie Jahre und jedes Gespräch mit irgendwelchen steifen Adeligen, deren Namen sich Arthur ohnehin nicht merken konnte, war öder als das vorangegangene.

Doch schließlich bekam er seine Chance. Sein Vater lallte bereits unkoordiniert vor sich hin, pries die dunkle Schönheit des Copperblood Forests und der Stadt Dornesse und prahlte mit seiner letzten Jagd in dieser Gegend. „Vater, würdet Ihr mich einen Augenblick entschuldigen? Onkel Harold hat mir zugewinkt."

George blickte sich nicht einmal um. „Natürlich, Junge. Aber trink nicht so viel Wein." Er stieß vernehmlich auf und ließ sich angeschlagen auf einem Stuhl nieder.

Arthur lief so flink es seine Beine hergaben zu Marybeth hinüber. Nicht, dass sein Vater es sich doch noch anders überlegte und ihn suchen ging.

„Na endlich", sagte Marybeth sachlich, „ich dachte schon, Ihr kämt nie."

„Ich habe so schnell gemacht, wie ich konnte", antwortete Arthur und blickte sich angespannt zu seinem Vater um. Dieser schien jedoch in ein Gespräch mit einem seiner Haltung nach ebenso betrunkenen Adeligen verwickelt zu sein. „Gehen wir woanders hin?"

„Ja, ich habe bereits einen Raum vorbereiten lassen. Folge mir."

Arthur folgte Marybeth durch die Scharen der Gäste auf die andere Seite der Halle. Umsichtig warf sie einen letzten kurzen Blick auf den gefüllten Thronsaal, dann verschwand sie hinter einer Tür. Arthur eilte ihr hinterher.

„Hier können wir sprechen", erklärte Marybeth ruhig.

„Seit wann seid Ihr denn derart verschwörerisch?", erkundigte sich Arthur, „ansonsten waren doch schon kleinste Regelüberschreitungen ein Problem für Euch."

Marybeth zuckte die Achseln. „Mir hat keiner eine Regel auferlegt. Nur Euch. Und diese wurde unter völlig falschen Annahmen gestellt."

„Welche falschen Annahmen?", wollte Arthur wissen, doch Marybeth zog herablassend eine Augenbraue hoch.

„Dass ich verrückt und schädlich sei, natürlich."

„Oh, natürlich. Klar, was auch sonst."

Marybeth lief um ihn herum an die andere Seite des Raums. Mit ihrer Hand wühlte sie hinter einem dicken, dunkelblauen Vorhang, als suche sie nach etwas. „Ich habe etwas für Euch."

Überrascht schaute Arthur sie an, dann fiel sein Blick auf den Kasten, den sie hinter dem blickdichten Stoff hervorzog. Sein Herzschlag verdoppelte sich. „Ist das …?"

„Ja. Ein echter Snider. Ich habe das beste Instrument gesucht und habe es gefunden. Als Ersatz."

„D-das wäre d-doch nicht nötig gewesen …", stotterte Arthur, bemüht, die Fassung zu bewahren. Er öffnete den Koffer. Das Violoncello war atemberaubend schön, mit aus glänzendem Ahornholz gefertigtem Klangkörper und einer fein gemaserten Fichtendecke, die im Licht des Kronleuchters schimmerte. Seine Kurven waren sanft und elegant, wie die einer exotischen Tänzerin, und der Hals und das Griffbrett waren so glatt und makellos, als wären sie aus einem einzigen Stück Holz geschnitzt worden. Die Saiten spannten sich wie Silberfäden über den Steg, bereit, den tiefen, betörenden Klang zu entfesseln, der dem Körper dieses prächtigen Instruments innewohnte.

„Spielt es", forderte Marybeth und starrte ihn mit funkelnden Augen an.

Trotz der Tränen der Rührung in seinen Augen musste Arthur lächeln. „Später, in Ordnung? Lasst uns zuerst über Euer Voranschreiten in der Fabrikangelegenheit sprechen."

Marybeth nickte. „Es ist schwieriger ohne Euch und Lawrence. Die Royal Guards weigern sich bei meinem Versuch mitzuwirken. Doch es ist mir gelungen, einige Werte auf Basis meiner Selbstbeobachtung und der anderen Arbeiter zu sammeln. Ich gehe davon aus, dass die Produktivität um etwa fünfundzwanzig Prozent steigt, bezogen auf die verbleibende Arbeitszeit, wenn wir die Schichtlänge von zwölf auf neun Stunden verringern und dafür mit zwei verschiedenen Schichten arbeiten. Ich habe berechnet, dass die Kinderarbeit zehn Prozent der Gesamtproduktivität in dieser Fabrik ausmacht. Wenn wir die Arbeitszeit senken und einen Produktivitätsüberschuss haben, können wir den Verlust der Kinder wahrscheinlich vollkommen ausgleichen."

Arthur dröhnte der Kopf, während die Zahlen durch sein Gehirn ratterten, wie eine eintreffende Lokomotive im Bahnhof. Dann fiel ihm etwas auf. „Moment, das habt Ihr aber falsch berechnet, Cousine. Wenn die Arbeiter ihre Schicht von zwölf auf neun Stunden verkürzen, dann senken sie ihre Arbeitszeit um fünfundzwanzig Prozent. Wenn sie während der restlichen acht Stunden also um fünfundzwanzig Prozent produktiver sind, dann ist das ein Nullgeschäft. Eine Verbesserung für alle Arbeiter – sicher. Aber ein Nullgeschäft, das die Notwendigkeit der Kinderarbeit unberührt lässt. Und Ihr habt auch das Problem mit den fehlenden Löhnen außen vor gelassen. Sowohl bei den Kindern, wenn sie nicht mehr in die Fabrik gehen dürfen, als auch bei den Arbeitern im Allgemeinen, wenn sie weniger arbeiten."

„Dann müssen die Fabrikbesitzer eben dasselbe für die neun Stunden zahlen, wie zuvor für die zwölf. Was macht das für einen Unterschied, wenn die Ergebnisse gleich bleiben?"

Arthur seufzte. Wieso war ein derart kluges Kind im Bereich der menschlichen Natur nur so naiv? „Die Industriellen werden das als ein gefundenes Fressen sehen, um weniger bezahlen zu müssen. Glaubt mir, wenn Ihr diesen Punkt nicht beachtet, dann tut Ihr niemandem damit einen Gefallen."

Marybeth setzte sich in einen Sessel, die lange Schleppe ihres Kleides als Rückenpolster zusammengerollt hinter sich. Sie sprach nicht und machte allgemein den Anschein, dass sie nachgrübelte.

Arthur stimmte indes eine ruhige, friedvolle Melodie auf seinem neuen Instrument an. Es hatte einen wunderschönen Klang, in dem sich beide Königskinder binnen weniger Sekunden verloren. Fort waren die Gedanken an familiäre Zerwürfnisse und Politik. Fort die Anstrengung harter körperlicher und geistiger Arbeit. Arthur gab sich gänzlich seinem Spiel hin, während er ein weiteres Mal den unbeschreiblichen Wandel in dem Ausdruck seiner Cousine beobachtete.

„Ich habe gestern die Kundgebung auf dem Schlossplatz gesehen", schmetterte Vorarbeiter Tom ihr herzlich applaudierend entgegen. Schon das zweite Mal heute, dass Marybeth beglückwünscht wurde. „Nun ist es also offiziell. Ihr werdet unsere neue Königin. Wir haben mit unserer neuen Königin gearbeitet."

Sie entgegnete nichts, machte aber einen leichten Knicks, ehe sie sich wieder ihrer Arbeit zuwandte. Mittlerweile fühlte sich der grobe Stoff der Arbeitskleidung wie eine zweite Haut an und war mindestens ebenso normal für sie zu tragen, wie die unbezahlbaren Kleider in ihrer Garderobe.

„Was war?", fragte ein anderer, jüngerer Mann den ersten, „Es gab eine Kundgebung?"

„Ja", antwortete dieser, „Hast du es denn nicht in der Zeitung gelesen? Es wurde bereits einige Tage vorher angekündigt."

„Ich kann nicht einmal lesen", gab der Jüngere zu, „Hatte nie das Vergnügen in eine Schule gehen zu dürfen. Hab immer nur gearbeitet. Deshalb is' ja auch nichts Gescheites aus mir geworden. Aber nun sag schon – was gab es denn so Wichtiges?"

„Na, unsere Marybeth hier wurde offiziell von König Harold adoptiert. Das heißt, sie wird unsere Königin, wenn Harold mal schlapp ma-", er fasste sich bestürzt an den Kopf, „ich Hornochse. Verzeiht, Prinzessin. Ich wollte Euch keine Angst machen."

„Es ist alles in Ordnung", antwortete Marybeth auf ihre übliche ungerührte Weise, „jeder stirbt einmal. Meine Eltern, mein Onkel. Eines Tages sogar ich selbst." Insgeheim empfand sie einen anderen Teil des Gesprächs als wesentlich interessanter. 'Es ist nichts aus mir geworden, weil ich nie in einer Schule war und nicht lesen kann'. War das wirklich einer der Gründe, welche die Bodenschicht von Loras vom Höhenflug abhielten? Das konnte ein weiterer faszinierender Ansatz sein. Langfristig. Sofern sie die richtigen Hebel in Bewegung setzte.

Übernahme im Tod

„Mit Verlaub, aber ich denke nicht, dass mir noch ausrei-
„ chend Zeit dafür verbleibt, eine heile Familie zu begrün-
den", antwortete der König auf den erneuten Vorstoß von
Marybeths Gouvernante.

„Aber dann sprecht doch mit Ihr! Ich sehe in letzter Zeit
starke Entwicklungen. Sie verändert sich. Wird zugänglicher
und angenehmer. Was glaubt ihr, wie positiv es für sie sein
könnte, endlich wieder einen richtigen Vater zu haben, der für
sie da ist."

„Einen sterbenden Vater, dem noch wenige Tage bleiben –
wenn überhaupt."

„Einen liebenden Vater!"

Der König presste die Lippen zusammen. „Ich möchte ihr
das nicht antun. So schwierig ihre Kälte manchmal auch ist, sie
schützt Marybeth auch vor Verletzung. Ich möchte nicht, dass
sie um meinetwillen Tränen vergießen muss."

Verzweifelt erhob die Gouvernante bettelnd ihre Hände.
„Lasst sie das selbst entscheiden, Eure Majestät. Marybeth ist
stark – und sie ist viel klüger und reifer als andere Kinder ihres
Alters."

Ein Moment des Schweigens. Dann ein tiefer Seufzer. „Ich
weiß", murmelte der König, „ich werde darüber nachdenken.
Ihr müsst eines verstehen. Ich liebe Marybeth. So wie ich Eliza
geliebt habe. Alles, was ich seit Jahren tue, alles, was ich ent-
scheide oder veranlasse, das tue ich letztlich für sie. Um ihr
kleines Herzchen davor zu schützen, ein weiteres Mal gebrochen zu werden. Und doch will es das Schicksal, dass ich nun
bald gehen muss und sie allein in dieser schrecklichen Welt zu-
rücklasse."

Er wendete das Gesicht ab. Eine Untergebene sollte nicht sehen, wie sehr ihn sein Kummer und die Angst vor seinem baldigen Tode verzehrten.

Doch es entging der abgeklärten Harriet nicht. Schweigend stand sie eine Weile bei ihm und versuchte ihm Trost durch ihre Anwesenheit zu schenken.

„Mir bleibt nicht mehr ausreichend Zeit", wiederholte der König tonlos, nachdem er die Tränen zurückgedrängt hatte, die mit Gewalt seine Augen zu verlassen versuchten.

„Wie lange?", flüsterte die Gouvernante, doch es bedurfte keiner Antwort. Sie beide waren erfahren genug, um sämtliche Tatsachen bereits zu kennen.

ৰৎ ✳ ৎৰ

„Nein, Sohn, ich lasse dich nicht mehr mit dieser unberechenbaren Göre gehen – egal, was du davon hältst oder was Harold über sie denkt."

Arthur fluchte innerlich. Das Verhalten seines Vaters wurde immer schlimmer. Nicht nur hatte dieser ihm jeden Kontakt zu seiner Cousine verboten – seit Arthur am Abend von Marybeths Adoptionsfeierlichkeiten das Violoncello mit nach Hause gebracht hatte, gestattete sein Vater ihm nicht mehr, die Räumlichkeiten der Familie zu verlassen. Seiner Mutter bei der Handarbeit zusehen, die sie so leidenschaftlich gern betrieb, musizieren, lesen – das waren nun die einzigen Beschäftigungen, mit denen er seine Tage zubringen konnte, von den Streitigkeiten mit seinem Vater einmal abgesehen. Bei dem Gedanken daran, wie überdrüssig er dessen Launen war, ballte Arthur seine Hände instinktiv zu Fäusten.

„Wo liegt Euer verdammtes Problem?", schrie er den von Zornesröte entstellten Königsbruder an, „ja, Marybeth ist etwas sonderbar. Na und? Ich habe sie in der letzten Zeit besser kennengelernt und ich sage, in ihr steckt weitaus mehr, als Ihr es glauben wollt."

„Du redest nicht in diesem Ton mit mir, Arthur! Ich bin dein Vater – zeige mir gefälligst den Respekt, der mir zusteht."

Arthur vergaß alle Vorsicht. Er war es leid. So schrecklich leid. „Ich zeige Euch bereits den Respekt, den Ihr verdient. Den eines sturen Esels!"

Eine schallende Ohrfeige. Schmerz in der linken Wange. Arthur schaute seinen Vater wütend an. Er atmete ein, trat einen Schritt zurück, drehte sich um und lief in sein Zimmer, die angriffslustigen Worte, die Prinz George ihm hinterher pfefferte, ebenso ignorierend, wie die Schlichtungsversuche seiner Mutter.

In seinem Zimmer angekommen schloss Arthur die Tür hinter sich ab und setzte sich auf die Kante seines Betts. Das war ein neuer Tiefpunkt gewesen. Noch nie zuvor hatte sein Vater ihn geschlagen. Wie tief verletzt konnte der Stolz eines Mannes sein, der sich ein zweites Mal um den Thron betrogen fühlte – wie schrecklich sein Zorn?

Aus einem unbestimmten Gefühl heraus zog Arthur den Koffer mit dem Cello unter seinem Bett hervor, öffnete ihn und stellte das Instrument vor sich auf. Lustlos zupfte er ein paar Töne, griff dann aber nach dem Bogen, um ein paar seiner täglichen Fingerübungen zu streichen. Er begann mit einer Tonleiter auf E-mol, nach einer Zeit übernahmen jedoch Frustration und Enttäuschung und sein Spiel entwickelte ein Eigenleben. *Wie kann Vater es nur wagen?* D Arpeggio. *Er behandelt mich wie ein Kind – dabei ist morgen mein achtzehnter Geburtstag.* C. *Ich bin erwachsen und kann meine eigenen Entscheidungen treffen!* Glissando. *Ich werde mir das nicht weiter bieten lassen – nie wieder!* Schneller Wechsel zurück auf E-mol. *Ich werde ihm sagen, dass ich mich von ihm nicht mehr aufhalten lasse. Nie wieder.*

Arthur legte sein Instrument zurück in den Koffer. Diese Wut. Genährt aus seines Vaters Grenzüberschreitung und der Musik seiner eigenen Finger. Das war alle Kraft, die er benötigte. Er stand auf. Mit schweren, polternden Schritten ging er zu seiner Tür und öffnete sie mit Schwung.

„… dann wird sie halt Königin. Das bedeutet gar nichts. Sie wird niemals selbst regieren, das schwöre ich bei meiner Ehre." Die Stimme seines Vaters. Es lag auf der Hand, dass er über Marybeth sprach. Arthur zwang sich, seinen Kampfgeist unter Kontrolle zu bringen, sich zu beruhigen. Was auch immer hier besprochen wurde, es konnte wichtig sein.

„Ich stimme Euch vollkommen zu, Eure Hoheit. Doch wie gedenkt Ihr Euer Ziel zu erreichen?" Die Stimme eines anderen Mannes.

„Das werde ich Ihnen beizeiten erklären, mein lieber Lord Channing. Für den Augenblick bitte ich Sie nur, mir zu vertrauen und wenn die Zeit gekommen ist, meine Position als Regent zu stärken."

„Darauf habt Ihr mein Wort."

Arthur versuchte noch mehr aufzuschnappen, doch die beiden Männer verfielen in ein unverständliches Flüstern. Kurz darauf fiel die schwere Tür zum Hauptflur ins Schloss und die Familie war wieder unter sich.

Wie sollte sie nun weiter machen? Marybeth sortierte ihre Aufzeichnungen. Es war nicht das erste, zweite oder dritte Mal an diesem Tag – es war das siebzehnte. Sie hatte mitgezählt. Natürlich hatte sie das.

„Was versucht Ihr überhaupt zu berechnen?", fragte Harriet genervt, nachdem sie bereits seit Stunden den Ersatz-Arthur für die Prinzessin spielen musste.

„Wir müssen die Probleme lösen."

Die Gouvernante schnaubte. „Ja, aber welche Probleme? Ihr habt es mir trotz mehrfacher Nachfrage nicht gesagt."

„Arthur wusste welche Probleme."

„Ja, aber ich bin nicht Arthur!" Die Stimme der Gouvernante klang weinerlich und verzweifelt.

„Das stimmt. Sind Sie nicht. Sie sind viel schlechter als Arthur."

Harriet atmete tief ein, ehe sie verstimmt aufstand „Wisst Ihr was? Ich habe genug für heute. Den ganzen Tag für Euer lächerliches …" Sie unterbrach ihren Ausbruch, sich daran erinnernd, wen sie vor sich hatte. Resignation machte sich in ihr breit. „Löst Euer Problem einfach selbst. Ich verstehe das einfach nicht. Ihr hattet Euch so verändert. Wart so viel zugänglicher, während Arthur bei Euch war."

„Sie sind auch nicht Arthur. Sie sind viel schlechter als er."

„Ja, das erwähntet Ihr bereits", entgegnete Harriet gekränkt. Dann verließ sie schleunigen Schrittes das Zimmer und ließ die Tür ins Schloss krachen.

Allein. Das Gefühl war ihr bekannt – und sie mochte es.

Das leise Tropfen des Regens an ihrem Fenster. *Einer. Zwei. Drei. Vier.*

Es war wie der Takt eines Liedes. Wie schön es wäre, könnte Arthur jetzt bei ihr sitzen und auf seinem Cello für sie spielen. Seine Abwesenheit nahm ihr die Konzentration. Wie sollte sie die Probleme der Gesellschaft lösen, die Aufgabe, an der sie seit Tagen mühsam knabberte, wenn ihr Onkel ihr ihren Mitarbeiter nahm. Ihren Helfer. Ihren Freund.

᠊ᡣᡥ᠊ ✳ ᠊ᡣᡥ᠊

Trauer und Wandel

Die Sonne. Ein lederner Ball auf dem feuchten grünen Gras. Ein Tritt. Der Ball flog. Flog in hohem Bogen weit über das Tor hinaus. Das kleine blonde Mädchen darin grinste ihn lebensfroh an.

„Das üben wir aber noch einmal, Bruderherz."

„Ihr hattet mich abgelenkt!", versuchte er sich zu wehren, doch ihm war völlig klar, wie mager seine Ausrede war.

„Macht Euch nichts daraus. Ihr müsst kein guter Spieler sein, um ein großer Mann zu werden. Für mich seid ihr das jetzt schon."

Der Sommertag verschwamm und plötzlich fand er sich in einem pompösen Ballsaal wieder.

Sie tanzte. So leidenschaftlich. So kühn, in ihren wehenden Röcken. So hübsch in der aufkeimenden Fraulichkeit ihrer Jugend. Eifersüchtig betrachtete er den dunkelhaarigen Mann an ihrer Seite. Der strenge Haarschnitt, der protzige, gezwirbelte Bartkranz. Die Uniform eines hochrangigen Militärs. Er passte nicht zu ihr. Niemals konnte dieser Kerl sie so gut verstehen wie er.

Auf einmal ihr Lächeln. Es wurde ein Tanzpartnerwechsel vorgegeben. Schwungvoll rotierte sie sich in seine Arme. Ein Kribbeln. Das Gefühl von Vollständigkeit.

Dann verschwand das Parkett des Saals vor seinen Augen und er stand auf dem kalten Marmor der Kathedrale des Einen. Der Priester beendete seine Predigt, legte dem Brautpaar die traditionellen Holunderkränze auf die Häupter. Der Moment vergangen, die Gelegenheit verpasst. Eigentlich bereits seit ihrer Geburt. Die frisch Vermählten küssten sich. Die Verbindung war besiegelt und sein Herz war leer.

Das weiße Gestein des Kirchenbodens wandelte sich dem dunkelblauen Teppich, dessen weiche Struktur seine Füße bereits so oft erfühlt hatten. Das Gefühl von sanfter Glückseligkeit, aber auch von Erschöpfung. So lange hatte er sie nicht gesehen, sosehr sie vermisst. Er hielt den Säugling auf seinen Armen. Sein Duft. Er war wie der ihre und doch anders. Er wagte einen kurzen Blick. Der Vater, so unsympathisch er ihm auch war, er tat alles für seine Familie. Sollte das seiner gemarterten Seele keinen Frieden schenken? Hatte er selbst zwar sein Glück nie gefunden, so hatte zumindest sie alles, was sie sich je erträumt hatte. Er blickte auf das kleine Leben in seinen Armen. Doch da, wo es gewesen war, lag nur das kalte Zepter der Verantwortung. Entmutigt ließ er sich in seinen Stuhl zurückfallen.

Der zurückgekehrte Soldat ihrer Leibgarde. Nervtötend druckste dieser herum, während sein Herr erregt auf und ab schritt. Eigentlich hatte er gar nicht mit ihm sprechen wollen. Zu schlimm war die Botschaft, zu gefährlich der Preis ihrer Erkenntnis.

Das Gefühl einer berstenden Seele, vom Feinde betrogen um eine volle Hälfte. Der Blutdurst nach Rache. Der Schrei des Entsetzens. Das Gefühl seiner pochenden Knöchel, nachdem er dem Überbringer der Botschaft den Kiefer gebrochen hatte. Der Schmerz in Knien und Kopfhaut, als er zu Boden stürzte und sich vor Verzweiflung ganze Strähnen seiner rotbraunen Haare ausriss. Doch etwas in ihm zwang ihn dazu aufzustehen.

Die Sonne. Zwei schwarze Särge auf feuchtem grünen Gras. Ein Tritt. Er sah in das Gesicht des kleinen, blonden Mädchens, das ihm versehentlich über den Fuß gelaufen war. Es hatte aufgehört zu weinen. Schon vor Tagen. Stattdessen schwieg es. Schien seine Umgebung nicht mehr wahrzunehmen. Starrte durch ihn ebenso hindurch wie durch jeden anderen. Kein Wunder, bei alledem, was sie hatte mitansehen müssen.

Die brennenden Tränen auf seinem Antlitz. Die vertrauten Züge auf dem Gesicht der geliebten Toten auf ewig erstarrt in bleicher Einsamkeit. Derselben Einsamkeit, in der sie ihn auf dieser Welt zurückgelassen hatte. Er hatte nie eine andere geliebt. Keine Sekunde seines Lebens. Und je länger er sie ansah, ihre hübschen Lippen, die nie wieder lächeln sollten, den feinen Spitzenkragen, dem es nicht gelang, den vollen Schrecken ihrer verwüsteten Kehle vor den Trauergästen zu verstecken — ja, umso länger er sie ansah, desto klarer wurde es ihm, dass er auch niemals eine andere lie-

ben würde. Das Mädchen an seiner Seite hustete. Hatte sich in der klammen Feuchtigkeit des blutigen Schauplatzes erkältet und war noch nicht wieder voll genesen. Als er sie ansah, dachte sein Hirn automatisch 'Eliza' – doch sie war es nicht.

„Marybeth", wimmerte Harold hustend, den langsam vertrauten Geschmack frischen Blutes in seinem Mund.

Hastig wurde die Tür geöffnet. Sein Diener trat ein und sah ihn noch in seiner Verbeugung bestürzt an. Er musste schlimm aussehen.

Harold ließ ihn gar nicht erst zu Wort kommen. Gegen einen weiteren Hustenkrampf ankämpfend, winkte er den Dienstboten aus der Tür. „Holt mir Marybeth und ihre Gouvernante. Schnell!"

ᕤᕥ ✳ ᕤᕥ

„Marybeth", eine vertraute Frauenstimme weckte sie aus ihrem tiefen Schlaf. Sie wollte noch nicht aufstehen.

Schritte. *Einer. Zwei. Pause. Drei.* Wie unangenehm. *Sie sind völlig ungleichmäßig.*

Erneut nannte die Stimme ihren Namen.

Marybeth schlug die Augen auf und sah den klobigen Umriss ihrer Gouvernante.

„Prinzessin, Ihr müsst aufstehen!"

Sie wurde unsanft am Arm gepackt. Wütend schrie sie auf.

„Ja, ja, ich weiß, dass Ihr es nicht mögt unaufgefordert berührt zu werden. Aber es ist wichtig. Euer Onkel … ich meine Euer Vater, er verlangt nach Euch. Es geht ihm sehr schlecht."

Marybeth schüttelte die Hand ab, setzte sich auf und rieb sich müde den Schlaf aus den Lidern. Musste Onkel Harold sich wirklich ausgerechnet solch einen Zeitpunkt aussuchen? „Ich komme mit."

Sie stand auf und folgte Harriet aus den großzügigen Räumlichkeiten hinaus in den Flur. Diese griff sich eine schwach leuchtende Öllaterne, die sie auf einer Anrichte außerhalb des Zimmers abgestellt hatte, und ließ den Korridor in blasses Licht tauchen. Marybeth lief ihr hinterher, bis sie das königliche Schlafgemach erreicht hatten und die Gouvernante sich mit einem angedeuteten Knicks zurückzog.

Der König lag schwer atmend in seinem Bett, seine Finger gelb-weiß verfärbt, seine Arme in einem beunruhigenden Blau. „Marybeth …", stöhnte er.

Sie ging langsam auf ihn zu. *Seltsam*, dachte sie unwohl, auf dem Weg hierhin hatte sie nichts Außergewöhnliches empfunden, doch jetzt …

Marybeth konzentrierte sich auf ihre Zehen. *Wackel mit dem Großzeh, dann mit den anderen, zuletzt mit dem kleinen – und wieder von vorn.* Es war mulmig. Beängstigend. Nicht einschätzbar.

„Marybeth … du bist hier …"

Sie sollte wohl etwas antworten. Doch was sagte man einem Sterbenden? „Wir müssen die Arbeitszeit um drei Stunden verringern."

Der König hustete. Es klang feucht und seltsam metallisch scheppernd. „Was …?"

„Die Arbeitszeit der Fabrikarbeiter – wir müssen sie um drei Stunden verringern."

„Marybeth, ich-"

Sie unterbrach ihn. „Wenn wir ein Gesetz erlassen, dass die Arbeitszeit in den Fabriken um drei Stunden …"

König Harold würgte erneut etwas hoch, das dem Geräusch nach ebenso gut Blut wie Schleim sein konnte. „Marybeth, das ist nicht die richtige Zeit. Auch wenn aus dir bestimmt mal eine gute Königin wird, so sehr wie du dich für das einfache Volk einsetzt." Seine Stimme klang heiser und schwach.

Eine Sekunde schwieg Marybeth. Worüber konnte sie dann reden? „Arthur darf mich nicht mehr besuchen. Ich denke, Onkel George mag mich nicht", verkündete sie schließlich.

Der König ließ den Kopf in sein Kissen sinken. „Ich hatte befürchtet, dass George sich mit unserer Vereinbarung nicht zufriedengeben wird. Aber auch dafür fehlt uns jetzt die Zeit", er winkte den Diener zu sich, der in einer Ecke seines Raumes stand und deutete auf ein Glas auf seinem Nachttisch. Nachdem der Mann ihm dabei geholfen hatte, einige schwerfällige Schlucke zu nehmen, sprach er weiter: „Ich sterbe Marybeth. Ich denke nicht, dass mir noch mehr als ein paar Stunden bleibt. Wenn ich Glück habe. Und wenn es so weit ist, wird die Last der Krone auf deinen schmalen Schultern liegen."

Ein Klos im Hals. Ein unbestimmtes Gefühl von Schwere und Anspannung in ihren Augen. Die Erinnerung, dieses Gefühl schon einmal erlebt zu haben. Marybeth zählte eins und eins zusammen: Sie trauerte.

Schweigend setzte sie sich zu ihrem Ziehvater aufs Bett und starrte die Wand an. *Wie verabschiedet man sich von einem Menschen, dem der Abschied nur noch im Hier und Jetzt etwas geben kann? Benötigt ein solcher überhaupt einen Abschied? Sind Abschiede nicht eher etwas für jene, die noch dazu in der Lage sind, einen Trost in ihnen zu finden?* Marybeth wusste es nicht. Doch sie spürte, dass etwas in ihr danach verlangte, etwas zu sagen, war es auch wider jeden rationalen Nutzen. „Danke. Für alles", nuschelte sie schließlich und alle Selbstsicherheit, die sie sonst in den logischeren Fragen des Lebens mit sich führte, war erloschen.

Sie konnte die Überraschung in den Augen des Königs nicht sehen, wusste auch seinen Tonfall nicht recht einzuschätzen, doch sie merkte, dass er anders sprach als sonst: „Es gibt nichts, wofür du mir danken müsstest, Marybeth. Deine Mutter war für mich stets einer der wichtigsten Ankerpunkte in meinem Leben – selbst dann noch, als ich bereits die Krone trug. Mich nach ihrem schrecklichen Tod deiner anzunehmen war für mich alternativlos gewesen. Meine letzte Möglichkeit, mich ihr für ihren grenzenlosen Rückhalt und ihre Liebe als Schwester erkenntlich zu zeigen."

„Ihr habt mehr getan als das."

„Weil du mir über die Jahre ebenfalls ans Herz gewachsen bist, Marybeth."

„Onkel George, Arthur, die Palastangestellten – sie alle empfinden mich als seltsam." Ihr Tonfall blieb unverändert, doch ihre Stimme wurde leiser. Aus dem Augenwinkel bemerkte sie, wie ihr Onkel ihr eine Hand auf die Schulter legen wollte, im letzten Moment aber wieder zurückzog. Er kannte sie gut. „Nur zu, es ist in Ordnung", flüsterte sie bestimmt.

Der König zögerte trotz ihrer Worte noch einen Moment, tat dann aber wie geheißen. Vorsichtig, Finger für Finger, legte er seine Hand auf ihre Schulter. Nicht zu fest. Gerade eben so, dass die Berührung ganz leicht zu spüren war, nicht schwerer als ein herabfallendes Blatt im Herbst. „Für das Königreich bist du nun seit wenigen Tagen meine Tochter", begann er, seine Stimme von Krankheit und der Anstrengung, den Arm fortwährend in Position zu halten, brüchig und heiser, „für mich bist du das aber schon sehr viel länger, Marybeth. Ich vertraue dir. Als Mensch und als zukünftige Königin von Loras. Ich weiß, dass du eine großartige Herrscherin sein wirst. Das Königreich erwartet eine goldene Zukunft, geführt von einem scharfen Verstand wie dem deinen. Eines Tages werden das auch die anderen erkennen. Selbst George. Bleibe stark, Marybeth, und bleibe du selbst. Was auch immer geschieht. Das soll mein allerletzter Befehl an dich sein, als dein König. Und mein letzter Wunsch als Onkel und Vater."

Arthur stöhnte gequält auf. Jemand hatte ihm die Decke von seinem Kopf gezerrt und blendete nun seine Augen mit einer grell leuchtenden Laterne in seiner Hand. War er nicht schon viel zu alt, um auf diese Weise zu seinem Geburtstag gratuliert zu bekommen?

„Steh auf, Junge!" Die Stimme seines Vaters klang alles andere als feierlich. „Harold ist vergangene Stunde verstorben. Es gilt, Angelegenheiten zu klären."

Onkel Harold ist … schlagartig vertrieb der Schock über die schlimme Nachricht jedes bisschen Schlaf aus Arthur schneller als die Inquisitoren der Kirche eine Horde Feen. Binnen einer Sekunde saß er aufrecht im Bett. „Onkel Harold… Der König… tot?"

Die Stimme seines Vaters klang gehetzt und ungeduldig. „Wenn ich es dir doch sage!", sagte er und zupfte nervös an seinem kräftigen, roten Backenbart. „Jetzt beeile dich. Steh auf. Ich schicke dir einen Diener, der dir in deinen Traueranzug hilft." Er drehte sich um, gab dem Diener, der bereits an der Tür wartete, einen Wink und verließ den Flur.

Während der Palastangestellte Arthurs Garderobe durchwühlte, versuchte dieser einen klaren Verstand zu bekommen. Der Gedanke tat weh. Durch die Krone war Onkel Harold immer ein wenig … abseits gewesen. Entfernt. Nicht greifbar. Und oft war er mit wichtigeren Anliegen beschäftigt gewesen, als sich Zeit für seine Familie zu nehmen. Die Momente, in denen er es aber tat, hatten stets bewiesen, dass er nicht nur ein weiser und kluger Regent, sondern auch ein freundlicher und guter Mensch war. Es schmerzte Arthur, dass das Leben dieses großen Mannes nun vorbei war.

Mehr und mehr schüttelte er seine Müdigkeit ab, als sich schlagartig ein anderer Gedanke in seinen Verstand bohrte, wie ein Wurm in einen faulen Apfel. *Marybeth.*

Sie alle standen um den Leichnam versammelt. Der Leibarzt des Königs war vor Ort. Er hatte den Tod offiziell bestätigt und auf vier Uhr festgesetzt. Auch die Geistlichen der Kirche des Einen waren gerufen worden und bereiteten alles für die letzte Salbung des Königs vor, während der offizielle Vertreter des Königshauses die Presse und somit das Volk in Kenntnis setzte. Alle schwiegen – die Finger ineinander verschränkt vor sich haltend. Stunde um Stunde.

Obwohl auch er trauerte und eine Ungewissheit und Nervosität angesichts des Todes seines Onkels verspürte, fiel es Arthur schwer, zu schweigen und seine Gedanken auf dem Verstorbenen weilen zu lassen. Er suchte den Blickkontakt zu Marybeth. Sie stand zwischen seiner Mutter und einem entfernten Vetter des Königs, der gerade zufällig in der Stadt war, und trug als Einzige keine Trauerbekleidung. Laut dem Diener war sie bereits vor dem Ableben ihres Ziehvaters bei ihm gewesen und hatte sich seitdem vehement geweigert, von seiner Seite zu weichen. Obwohl ihr Blick keine sichtbare Regung zeigte – nur ihre übliche kühle Gelassenheit – wusste Arthur, dass auch sie trauerte. Auf ihre eigene Weise, aber nicht minder wahrhaftig. Am liebsten würde er sie ansprechen, dachte Arthur bei sich, doch ein Blick in Richtung der streng zusammengezogenen Augenbrauen seines Vaters offenbarte ihm, dass dies eine miserable Idee wäre. Es blieb also nichts, als zu warten.

Schließlich waren es die Pfaffen, welche die Totenwache beendeten. Beinahe ungebührlich, bedachte man, um wen es sich bei den Angehörigen des Verstorbenen in diesem Fall handelte, scheuchten sie sie aus dem Zimmer, mit der Ankündigung, das letzte Sakrament beginnen zu wollen. Derart ruppig des Raumes verwiesen, waren einige der Trauernden sofort ihrer Wege gegangen – einige, und dazu gehörte auch Arthurs Familie, waren jedoch im Korridor vor dem Schlafgemach König Harolds stehen geblieben und unterhielten sich leise. Auch Marybeth stand noch in ihrer Nähe. Sie hatte erneut nicht gehen wollen und hatte, als die Hand des Geistlichen sie unsanft zur Tür hinausschieben wollte, einen Augenblick lang so gewirkt, als würde sie jeden Moment los kreischen. Das wäre nicht unüblich für sie gewesen. Jeder im Palast wusste, dass man Marybeth nicht ungefragt berührte. Mit einem Blick auf den toten Harold hatte sie sich aber dann doch zusammengerissen und war widerstandslos mit ihnen gekommen. Nun war sie ganz allein, außerhalb der restlichen Mitglieder der Königsfamilie.

Arthur spürte einen Stups an seiner Schulter. Er drehte sich um. Seine Mutter blickte ihn an und nickte in Marybeths Richtung.

„Seid Ihr sicher?", flüsterte er ihr zu und taxierte seinen Vater, der in ein Gespräch mit dem Arzt vertieft war.

Sie nickte gefestigt. „Im Augenblick ist sie nur ein kleines Mädchen, das einsam trauern muss. Ich weiß, dass ihr eine Verbindung zueinander habt. Geh zu ihr."

„Und Vaters Verbot?"

„Für den Moment aufgehoben. Geh zu ihr. Lass deinen Vater meine Sorge sein."

Arthur sah seine Mutter dankbar an. Duchess Henrietta Ravenwood war keine besonders mutige Frau und nur selten wagte sie es, sich in die Angelegenheiten ihres zu cholerischen Ausbrüchen neigenden Mannes einzumischen. Doch sie hatte auch das Herz einer Mutter und wenn sie ein Kind leiden sah – ausgegrenzt von jenen, die es eigentlich in ihre Arme schließen sollten, dann konnte ihr das zuweilen selbst für Arthur ungeahnte Kräfte verleihen.

Nervös und vorsichtig näherte sich Arthur seiner Cousine. Eine Schlange mit zwei Köpfen, dachte er bei sich, während er auf dem Weg immer wieder zwischen Marybeths Reaktion auf seine Annäherung und den Blicken seines Vaters hin- und herpendeln musste. Doch schließlich war er bei ihr. Aus der Nähe sahen ihre Augen gerötet aus, ganz so als hätte sie geweint. Das kann nicht sein. Marybeth weint nicht. Niemals.

Das stimmte. Marybeths steinerne Miene war stets befasst gewesen, seit sie vor Jahren nach Loras gebracht worden war. Und mit Ausnahme des Abends, wo Arthur für sie gespielt hatte, hatte keine Träne in all der Zeit ihr kindliches Gesicht verunziert. Nicht bei den häufigen Frotzeleien der Kinder aus ihrer entfernteren Verwandtschaft, wenn diese zu Besuch waren. Nicht einmal, wenn man sie nach ihren Eltern fragte – nie. Und doch sah es ganz danach aus, als ob sie diese sture Beherrschtheit überraschend abgelegt hatte.

„Ist alles in Ordnung bei Euch, Cousine?", fragte er langsam, darauf bedacht, ihr nicht zu nahezutreten. Er wusste nicht, wie sie auf die starken Emotionen reagierte, die offensichtlich in ihr tobten.

„Onkel Harold ist tot und ich bin Königin", stellte sie tonlos fest und es klang mehr, als würde sie zu sich selbst sprechen, als nach einer Antwort auf seine Frage.

„Das stimmt, Marybeth. Aber was ist mit Euch? Wie geht es Euch?"

„Onkel Harold ist tot und ich bin Königin." Es waren die gleichen Worte. Derselbe Tonfall. Als habe sie die Phrase auswendig gelernt.

„Möchtet Ihr, dass ich Euch in den Arm nehme und tröste?", bot Arthur an, doch Marybeth wich sofort einen Schritt zurück und blickte ihn aus großen Augen abweisend an. „Alles ist gut. Das war nur ein Angebot." Er überlegte kurz. „Wartet einen Moment, ja?"

Eilig lief Arthur in Richtung seiner Mutter, winkte sie aber bereits nach halbem Weg zu sich, um die Entfernung zwischen ihr und seinem Vater zumindest etwas zu erhöhen. „Ich glaube, Marybeth geht es nicht gut mit Onkel Harolds Tod. Gestattet Ihr, dass sie heute Nacht bei mir verbringt, damit ich für sie da sein kann?"

Ein Zögern lag auf ihrem Gesicht, während sie unsicher in Richtung ihres Mannes spähte. „Er wird das nicht so einfach hinnehmen. Wenn ich dir das erlaube, wird er mich später dafür zur Rechenschaft ziehen." Dann warf sie einen flüchtigen Blick auf Marybeth.

Arthur tat es ihr gleich und folgte den mitleidigen Augen seiner Mutter bis zu seiner jungen Cousine. Sie wirkte so klein, so verlassen von aller Welt.

Ein tiefer Atemzug entwich der Duchess Ravenwood beinahe pfeifend aus ihrer Lunge, ehe sie antwortete: „Also gut. Heute Nacht. Und keine Stunde länger. Ich werde versuchen, es deinem Vater zu erklären. Aber dann seht zu, dass ihr jetzt still und leise von hier fortgeht und bereits schlaft, wenn wir zurückkommen. Bis George alle notwendigen Schritte getan hat, wird es sicher noch ein wenig Zeit benötigen. Ich werde es wohl irgendwie hinbekommen, ihn mit der angemessenen Sorgfalt darüber in Kenntnis zu setzen. Vielleicht begründe ich es mit eurer Aufgewühltheit und Trauer. Aber es bleibt bei diesem einen Mal, hörst du?"

Eilig nickte Arthur ab, „Ja, Mutter", dann ging er zurück zu Marybeth. „Ich habe alles geklärt. Wenn Ihr möchtet, könnt Ihr heute mit mir kommen."

Keine Reaktion.

„Marybeth? Habt Ihr mich gehört?"

„Ich habe gehört", bestätigte ihre hohe, unbetonte Stimme.

„Also kommt Ihr mit mir?", fragte Arthur bedächtig.

„Ich möchte nirgendwo hin."

„Aber hier könnt Ihr auch nicht bleiben", entgegnete Arthur und stellte fest, dass seine Stimme leicht flehentlich klang. „Kommt mit mir in meine Gemächer. Dann spiele ich auf dem schönen Violoncello für Euch, das Ihr mir geschenkt habt."

Erneut antwortete sie nicht, doch sie richtete ihre Augen auf ihn und wirkte, als würde sie sich wappnen zu gehen.

Behutsam lief er ein paar Schritte voraus. Sie tat es ihm nicht nach, doch ihm fiel auf, dass sie bei jeder seiner Bewegungen synchron mit ihren Augen blinzelte. Noch ein paar Schritte. Sie blinzelte erneut und ganz langsam, als habe sie Angst, der Luft, die ihre Füße umgab, Schmerzen zuzufügen, bewegte auch sie ihre Beine. Er ging weiter. Zwar wiederholte sie ihr verwirrendes Blinzelritual, doch sie folgte ihm. Zufrieden nickte er ihr zu. „Schön, dass Ihr Euch entschieden habt, mit mir zu kommen."

„Ich komme mit."

Der Weg zu den Gemächern von Arthurs Familie dauerte ein paar Minuten. Umso länger, da er sich ständig umdrehen musste, um nachzusehen, ob Marybeth noch folgte. Doch schließlich, es fühlte sich an wie nach einer endlosen Wanderung, erreichten sie Arthurs Zimmer. Er bot ihr an, sich auf sein Bett zu setzen, doch sie reagierte nicht darauf und blieb stehen. Schulterzuckend zog Arthur sein Cello hervor, setzte sich seinerseits auf die Bettkante, um das schöne Instrument sorgsam zwischen seine Knie zu stellen, und spielte die ersten Töne eines bekannten Kinderliedes an, das seine Mutter ihm früher häufig vorgesungen hatte.

Vielleicht kennt Marybeth es ja, hoffte er still, doch sein Versuch wurde mit keinerlei Erwiderung, keinem Lächeln und keinem Hauch von Bewegung – nicht einmal einem mageren Klopfen mit den Fingern – entlohnt. Das kannst du doch besser, heizte er sich selbst an. Er versuchte, sich an die Melodie zu erinnern, welche die Musiker an dem Abend im Gentlemens Club gespielt hatten. *G-Dur, e-Moll, C-Dur, D-Dur, G-Dur, e-Moll – das war der Anfang, oder?* Er spähte vorsichtig hinauf zu ihrem Gesicht. Treffer. Das Trübe in ihrem Blick hatte sich ein wenig verflüchtigt und an seine Stelle war ein Fünkchen von Wiedererkennen und Neugierde getreten. *Jetzt nicht daneben greifen*, ermahnte er sich. *Gis, A, Bb, C.*

Marybeth setzte sich im Schneidersitz vor ihm auf den Boden. Ihre riesigen Augen waren ganz auf seine Finger gerichtet, die in angestrengter Konzentration über das Griffbrett des Cellos hüpften, während seine andere Hand den Bogen in einer gleichmäßigen Bewegung über die Saiten zog, fast wie ein mechanisches Sägewerk, das einen Baum zerteilte – nur viel klangvoller. Er spielte lange für sie. So lange, dass er schon Sorge hatte, dass jeden Moment sein Vater ins Zimmer platzte und das große Donnerwetter über ihn hereinbrach, das Arthur ohnehin insgeheim bereits befürchtete. Doch nichts geschah – abgesehen davon, dass Marybeths Gesicht sich mit jeder richtigen Note aufhellte, nach einer Zeit den Lockenschopf nach hinten fallen ließ und in entspannter Ekstase ihre Augen schloss. *Ladys and Gentlemen – ich präsentiere den Maestro*, stellte sich Arthur seine eigene Stimme als Konzertansager vor und musste trotz der bedrückenden Neuigkeiten der vergangenen Nacht leicht schmunzeln. Ein nur einmal gehörtes Stück fehlerfrei nachzuspielen und dabei seiner verstörten Cousine ein kleines Stückchen Frieden schenken – das sollte ihm erst einmal jemand nachahmen.

Die letzten Klänge entwichen dem volltönigen Resonanzkörper des Cellos und auch Marybeth merkte, dass ihr Privatkonzert bald endete. Langsam, doch auf seltsame Weise befreit, öffnete sie die Augen und blickte Arthur an, während dieser einige abschließende, beinahe stumme Handgriffe am Hals des Instruments vollzog. Sie stand auf, küsste flüchtig, beinahe schüchtern seine Wange und verließ das Zimmer.

Arthur war völlig perplex. Er stand auf und ging ihr nach. Sie hatte die Wohngemächer seiner Familie bereits hinter sich gelassen. „Wohin geht Ihr?", rief er ihr nach und als prompt eine Antwort kam, packte ihn die Erleichterung.

„Ich bin müde. Ich werde schlafen. Ich schlafe in meinem Bett. Mein Bett steht in meinem Zimmer. Ich wünsche Euch alles Gute zu Eurem Geburtstag."

Müde schlich sich ein Lächeln auf Arthurs Gesicht. Das klang wieder nach der Marybeth, die er kannte. Er hatte ganze Arbeit geleistet. *Marybeths Idee ist gar nicht mal so übel*, befand er, während er sein Violoncello wieder ordentlich verstaute. Es konnte nicht schaden, sich ebenfalls noch ein wenig zur Ruhe zu betten, wenngleich der Tod seines Onkels den eigentlich freudigen Tag seines Geburtstags finster überschattete und es unwahrscheinlich war, dass er heute noch feiern würde.

Der kühle Wind strich über Marybeths Gesicht, verwehte ihre Haare und brachte ihren schwarzen Schleier in Unordnung. Sie hatte ihn nicht anlegen wollen. Ihr missfiel das Gefühl. Doch die Worte von Onkel George, Arthur und Harriet ließen keinen Zweifel, dass ein Weglassen des Schleiers auf der Bestattung des Königs – seit der Adoption immerhin ihres Vaters – einer Beleidigung gleich käme.

Es war nun eine Woche her, dass Harold Ravenwood gestorben war, und viel war seitdem geschehen. Eine nationale Trauerzeit war ausgerufen worden, während welcher der König in einem dem Volke zugänglich gemachten Bereich des Palastes für den letzten Abschied aufgebahrt wurde. Öffentliche Gedenkfeiern wurden abgehalten und der Kathedralenplatz des Einen war überfüllt von jenen, die ein letztes Mal für ihren verschiedenen Herren beten wollten. Auch Marybeth hatte Termine gehabt. Ihr Onkel, Prinz George, hatte sie durch halb Loras geschleift. Sie war wichtigen Menschen begegnet. Ministern, Funktionären der Kirche oder der Inquisition, Vertretern der Industrienationen. Zuletzt einem jungen Gesandten aus Erzburg, der Hauptstadt der Zwerge auf dem Eiskontinent Amarrfjöll, weit im Norden. Nicht einer von ihnen hatte je gefragt, wie es ihr dabei ging. Doch letztlich war es auch irrelevant. Sie funktionierte. Für ihren verstorbenen Onkel. Für das Königreich. Für die Notwendigkeit, denn eine Wahl hatte sie nicht.

Nun war es geschafft. In kleinem Kreis standen sie um die offene Königsgruft auf dem Palastgelände und alle schwiegen – bis auf einen.

„Heute versammeln wir uns, um Abschied zu nehmen von einem König, der uns allen viel bedeutet hat. Sein Leben war geprägt von Tapferkeit und Weisheit, von Großzügigkeit und Güte. Er hat uns als Vorbild gedient und uns gezeigt, was es bedeutet, unter einem starken, wie auch noblen Anführer zu leben", ratterte der Geistliche monoton hinunter, „wir trauern um ihn und fühlen uns in unserem Schmerz alleingelassen. Aber wir sind nicht allein. Wir haben einander, und wir haben unseren Glauben. Wir wissen, dass unser geliebter König nun in den Armen des Einen ruht und dass er seinen Frieden gefunden hat. Auf ewig wird er in den Herzen seiner Untertanen weiterleben, wie auch in den unsrigen. Lasset uns beten."

Und so geschah es. Still und leise betete die kleine Gruppe, bestehend nur aus Mitgliedern der Königsfamilie, wenigen engen Freunden und Angehörigen der wichtigsten Adelshäuser, bis der massive Eichensarg Harolds behutsam in die marmorne Gruft hinabgelassen und mit einer weißen, edel gemaserten Platte bedeckt wurde.

„Ich kann es immer noch nicht glauben", flüsterte Arthur Marybeth zu, nachdem er sich gerade von seinen Eltern entfernt hatte und zu ihr geschlichen war, „ein Leben ohne Onkel Harold als König. Es ist so ...", er gestikulierte verzweifelt und rang nach einem passenden Ausdruck.

„Das Wort, welches Ihr sucht, könnte 'Surreal' sein", vollendete Marybeth seinen Satz und trotz seiner Schwierigkeiten, den richtigen Begriff zu finden, lag keine Spur von Herablassung in ihrer Stimme.

„Für Euch fühlt es sich also genauso an?", fragte Arthur überrascht, doch eine Antwort sollte er nicht bekommen. Marybeth schwieg, ihre Augen fest auf die Grabplatte gerichtet, auf die in goldenen Lettern etwas graviert stand. „Hier ruht König Harold Ravenwood von Loras, ein Herrscher der Güte und Weisheit."

Proklamation und Abweichung

D as Jubeln. Wildes Gekreische einer freudigen Meute. Marybeth wusste, dass sie alle für sie hier waren. Hier auf dem Mittelpunkt des Marktviertels von Loras am Tage ihrer Proklamation als neue Königin. Und doch störte sie der Lärm. Hielt sie davon ab, sich zu fokussieren. Ihre Augen hüpften auf und ab. Zählten die Vögel am Himmel, die Ziegeln auf den Dächern. *Eins, zwei, drei, vier,* die Zahlen drängten sich ihrem panischen Geist auf, ohne dass sie sich dagegen wehren konnte, *fünf, sechs, sieben, acht.* Applaudierende Menschen überall um sie herum. Und schließlich die knurrende Stimme ihres Onkels George, der sie grob aber effektiv aus ihrer Reizüberflutung riss. Er stand dicht neben ihr auf der großen, eigens zu diesem Anlass errichteten Holztribüne.

„Reiß dich zusammen, Mädchen. Wenn wir dem Volk eine neue Königin präsentieren, sollte diese nicht wirken, als bekäme sie es jeden Augenblick mit der Hysterie zu tun. Schlimm genug, dass du deinen Schleier nicht trägst, wie es sich für eine trauernde Tochter gebühren würde."

Tragt doch selbst einen Schleier in der prallen Mittagssonne, dachte sich Marybeth in einem seltenen Anflug von Trotz, bemühte sich aber, seinen Anforderungen zu entsprechen. Anstatt sich auf das laute Wirrwarr um sie herum zu konzentrieren, richtete sie ihre Aufmerksamkeit auf einzelne Personen und deren Aktivitäten. Sie sah einige junge Männer in den Uniformen von Loras, doch mit dem königlichen Siegel auf ihrer Brust. Sie verteilten Wimpel, Fahnen und allerlei Souvenirs an die Menschen. Geschenke der neuen Königin. Nicht, dass sie selbst je gefragt worden wäre. Hätte man sie um ihre Meinung gebeten, hätte sie darauf hingewiesen, dass derlei Tand eine völlig sinnbefreite Ausgabe einer erheblichen Summe von Thanats war –

derselben Gelder, welche die Bürger für weitaus wichtigere Anliegen über die Steuer in die Staatskasse eingezahlt hatten.

Der königliche Herold trat zu ihnen. Ein Mann von knappen zwei Metern. Er schenkte Marybeth eine tiefe Verbeugung, ebenso wie Onkel George und den restlichen anwesenden Mitgliedern der Königsfamilie. Dann richtete er sich zu voller Größe auf. Er nahm sein Sprachrohr in beide Hände und hielt es sich vor das Gesicht. Die Menge zu seinen Füßen wurde leiser – verstummte beinahe – dann begann er mit einer vollen und warmen Bassstimme die zeremonielle Pergamentrolle zu verlesen. Marybeth kannte ihren Inhalt bereits, schließlich hatten sie und ihr Onkel die Rede schon einige Tage zuvor angehört und abgesegnet.

„Die Gnade des Einen hat unseren verstorbenen Souverän König Harold II. an seine Seite beordert. Die Krone von Loras und den Westreichen wird nunmehr rechtmäßig an seine Tochter, die hohe Prinzessin Marybeth Victoria Ravenwood übergehen. Wir, die geistlichen Führer der Kirche des Einen und die weltlichen Lords dieses Reiches, unterstützt durch den Lord Mayor, das Council, die Aldermen und die Bürger von Loras, verkünden daher einstimmig und aus vollstem Herzen, dass unsere Prinzessin Marybeth nun, durch den Tod unseres verstorbenen Souveräns von seligen Angedenkens, unsere einzige rechtmäßige und gütige Lehnsherrin und Königin geworden ist, der wir allen Glauben, treue und unverbrüchliche Gehorsamkeit sowie herzliche und demütige Zuneigung bekunden. Wir bitten den Einen, dass er ihre Majestät Königin Marybeth I. von Loras mit langen und glücklichen Jahren segne, damit sie über uns herrschen möge und unsere Nation in eine glorreiche Zukunft führe." Der Herold wiederholte die Rede in den Sprachen der Zwerge und dem Dialekt der Oger. Dann kam der

Moment, für den Marybeth bereits seit Tagen mit den Royal Guards geübt hatte.

Nicht die Ohren zuhalten, nicht schreien, nicht weglaufen, rief sie sich in Erinnerung. Die Salutschüsse zerfetzten in engmaschiger Zusammenarbeit mit dem Spiel der Fanfaren und Trommler die städtische Klangkulisse und einige Vögel flatterten erschrocken von den Dächern in den Himmel. Zeitgleich ertönte das tiefe Glockengeläut der St. Puritanus Cathedral aus östlicher Richtung – so laut, dass sicherlich selbst die Dörfer jenseits der Grenze zu den Flatlands ihren Klang erdulden mussten.

Dann fuhren die Kutschen vor. Marybeth und ihre Familie stiegen ein, ebenso wie die hochrangigen Politiker der Stadt. Etwas in Marybeth war zutiefst zufrieden – beinahe froh – dass es Arthur war, der den Platz neben ihr einnahm. Selbst ohne sein Instrument hatte er eine beruhigende Wirkung auf sie.

Langsam setzten die Fahrzeuge sich in Bewegung. Die Hufe der Pferde klapperten in einem gemächlichen, ruhigen Schritt, damit das Volk von Loras problemlos mithalten konnte. Die Marschkapelle hinter ihnen war zu Marybeths tiefer Befriedigung nur leise von der Kutsche aus zu hören und störte kaum noch die freie Entfaltung ihrer Gedanken.

Sie ließen den Markt hinter sich, ebenso die Oberstadt und das Adelsviertel. Schließlich rollten sie auf den Vorhof des Königspalastes zu. Ihres Palastes, wie sich Marybeth ins Gedächtnis rufen musste. Mit einem Ruck kamen sie zum Stehen und einer der Royal Guards öffnete die Tür. In einer eleganten Bewegung reichte er der jungen Königin seine Hand, bereit ihr aus dem Fahrzeug zu helfen. Marybeth überspielte die Geste und sprang die hohen Stufen des Gefährts hinab, wofür sie einen missmutigen Blick ihres Onkels erntete. Gemeinsam mit den anderen Insassen der verschiedenen Kutschen schritt sie die weißen Stufen hinauf auf den großen, von edel beschlagenen Balustraden gesäumten Balkon vor dem Haupteingang des Schlosses. Von dort aus beobachtete sie, wie die Kutschen den Vorplatz räumten, der sich im Anschluss nach und nach mit schaulustigen Bürgern füllte.

Als der Zenit der Versammlung erreicht war, trat Prinz George zu Marybeth. „Nun kommt der wichtigste Teil: die Krönungszeremonie. Ich erwarte, dass du dich angemessen verhältst, solange wir hier der Öffentlichkeit preisgegeben sind", zischte er ihr zu und sein Gesicht wirkte angespannt und übernächtigt – beinahe unfreundlich.

Marybeth nickte. Der schlimmste Teil für sie war bereits überstanden.

Hinter ihr trat eine altersgebeugte Gestalt aus den Schatten hervor, welche sie bereits gut kannte. Erzbischof Edmund, begleitet von Hochinquisitor Mannerthorn von der Inquisition des Einen. Erst in jüngster Vergangenheit hatte sie in seinem Gottesdienst gesessen und Arthur für seine Unachtsamkeit zurechtgewiesen. Die Messen des Klerikers waren langweilig und öde und seine Stimme sorgte bereits nach Sekunden dafür, dass sich das Interesse der Zuhörer in den Tiefen ihrer Gedanken verlor. Doch heute noch viel mehr als damals war es ihre Aufgabe, ihm zu lauschen. Es war wichtig für das Volk. Also war es wichtig für sie.

„Kniet nieder, Prinzessin Marybeth Ravenwood", verlangte der Erzbischof in einem gebieterischen Ton.

All die Blicke, die auf mich gerichtet sind, drohte Marybeth von einem plötzlichen Moment der Panik niedergerungen zu werden und auch der zornige Blick ihres Onkels linderte ihre aufwallenden Gefühle nicht.

Als die Prinzessin keine Reaktion folgen ließ, berührte der Bischof sie leicht an der Schulter, um sie hinunterzudrücken.

Geschockt weitete Marybeth ihre Lider und wich einen Schritt zurück. Sie duckte sich, sah unsicher von Edmund zu Mannerthorn und Onkel George. In keinem ihrer Augenpaare lag auch nur ein Hauch von Verständnis.

Ein Wispern ging durch die Zuschauer.

Der Erzbischof seufzte und trat einen Schritt näher auf das geduckte Mädchen zu. „Immerhin habt Ihr Euer Haupt gebeugt. Euer Onkel warnte mich bereits, dass so etwas passieren könnte. Ihr bereitet dem Königshaus Schande, Prinzessin. Wir können von Glück reden, dass Prinz George hier ist, um die Geschicke des Landes für Euch zu leiten. Ohnehin sollte Politik Männersache bleiben." Die Worte waren so leise, dass nur Marybeth sie hören konnte, dennoch strotzten sie vor Gift.

Angestrengt, die Zähne zusammenbeißend und sich dazu zwingend, das Raunen und Flüstern um sie herum zu ignorieren, kniete Marybeth sich auf den Boden vor den Geistlichen. Sie hatte eine Aufgabe. Ein Ziel. Nichts außer sie selbst würde sie daran hindern können.

Der Erzbischof baute sich vor ihr auf, seine Arme weit ausgebreitet. Dann sprach er mit schallender Stimme in die Menge: „Seid Ihr, Prinzessin Marybeth, bereit, die Krone von Loras anzunehmen und sie bis zum Ende Eurer Tage oder bis zu dem Moment, an dem Ihr sie willentlich an Euren Nachfolger weitergebt, zu tragen?"

Marybeth nickte zaghaft.

„Ihr müsst es aussprechen", forderte der Erzbischof verächtlich flüsternd und verdrehte seine Augen.

„Ja, ich bin dazu bereit."

„Schwört Ihr dem Volke von Loras und der Kirche des Einen sowie unserem allmächtigen Wegweiser höchstselbst Eure ewig während Treue?"

Marybeth spürte eine Gereiztheit in sich aufwallen. War sie nicht genau dafür hier? Was sollten all die dummen Fragen?

„Prinzessin Marybeth, schwört Ihr-"

„Ich schwöre es", unterbrach sie ihn. Wieder hörte sie das Raunen des Publikums und spürte die feixenden Blicke ihres Onkels auf sich.

„Dann salbe ich Euch mit heiligem Öl im Namen unseres unbefleckten Schöpfers. Amen. Seid stark und mutig, denn Ihr werdet als Königin über das Volk von Loras und der Westreiche herrschen, das Euch von dem Einen gegeben wurde, dem Vater der menschlichen Reinheit. Der Eine bewahre Euch, dass Ihr das Recht schützt und die Tugend befolgt, dass Ihr in Liebe und Frieden regiert, und dass Ihr demütig und hingebungsvoll ihm gegenüber bleibt, der allein der Herrscher über alle Dinge ist." Mit diesen Worten setzte er ihr die schweren Kronjuwelen auf ihre im Lichtschein golden leuchtende Lockenpracht.

Als Marybeth aufstand – nicht länger als Prinzessin, sondern als Königin, galt ihr der tosende Beifall ihres Volkes. Ein weiteres Mal spürte sie Überforderung und Angst in sich aufkeimen. Es war so laut. So hektisch. *Hört auf!*

Von der Seite des Balkons trat ein alter Mann auf Marybeth zu. Seinen ansehnlichen Bauch hatte er unter einem teuren, modischen Anzug versteckt und sein Haupt krönte ein hoher Zylinderhut, unter dessen Krempe sich ein zauseliger Backenbart den Weg hinab bis zu seinem freirasierten Kinn bahnte. Wenngleich Marybeth noch nie mit ihm gesprochen hatte, wusste sie, wer dieser Mann war. Lord Mayor Alistair Beckett war ein wahres Urgestein der Stadt und bereits seit vielen Jahren in seinem Amt. Doch er hätte auch ein einfacher Landstreicher sein können – Marybeth war ihm von Herzen dankbar. Sie hatte kurz vor einem Ausbruch gestanden, doch die Ablenkung hatte ihr geholfen, ihre Gefühle wieder auf ein für sie intellektuell verständliches und damit aushaltbares Maß zu regulieren.

„Lasst mich der Erste sein, der vor Eurer Majestät niederkniet", bat der Lord Mayor und senkte seinen Körper zum traditionellen Kniefall.

Dem Beispiel des Lord Mayors folgte eine ganze Reihe von Regierungsvertretern. Minister, Ratsherren, der ihr bereits bekannte Kriegsheld Lord Admiral Kensington und schließlich das gesamte versammelte Volk auf dem Vorhof des Palastes. Sie alle senkten ihr Haupt vor ihr, mit Ausnahme der Kirchenmänner und Prinz George. Aus den Augenwinkeln nahm Marybeth wahr, wie Arthur einen leichten Knicks vor ihr machte. Sollte das ein Signal sein? Doch was bedeutete es? Es war weder eine Bekundung von Unterwürfigkeit noch von Trotz, wie es bei ihrem Onkel der Fall war. Irrelevant, sie würde ihn später danach fragen.

Gerade als Marybeth annahm, dass nichts weiter folgen würde, wurde eine Stimme aus dem Publikum laut. Ein fein gekleideter Mann mit einem großen Schnurrbart – ganz offensichtlich ein Adeliger – stand mit emporgerecktem Kopf stoisch in der Menge. Sie hatte diesen Mann schon einmal gesehen. Lord Grellon, glaubte sie, sich an seinen Namen zu erinnern, ein unangenehmer Opportunist, der häufig am Hofe war. Tatsächlich war sie sich sogar ziemlich sicher.

„Königin Marybeth, was wird Eure erste Amtshandlung sein? Man sagt, Ihr habt eine besondere Verbindung zu den einfachen Leuten – angeblich gar zu den Arbeitern in einer der Fabriken. Welche Ziele habt Ihr Euch für das Volk und das

Königreich gesetzt?", fragte der Lord und der Spott in seiner Stimme war selbst für sie wahrnehmbar, die derlei Dinge häufig nicht sofort erkannte.

Sie blickte sich um, unsicher, ob sie darauf etwas entgegnen sollte. Viele stimmten jedoch mit dem Kopf nickend zu, tuschelten und sahen erwartungsvoll auf eine Antwort wartend zu ihr hinauf.

Marybeth wusste nicht, was sie sagen sollte. Das Beantworten von Fragen war nie Teil ihrer Übungen gewesen und niemand hatte sie darauf vorbereitet. Sie suchte den Blick ihres Onkels, doch dieser war in ein Gespräch mit dem Lord Mayor vertieft.

„Königin Marybeth, habt Ihr den Mann nicht verstanden?" Das war eine andere Stimme, doch sie hatte einen mindestens ebenso neugierigen Unterton wie die Letzte. Dem eifrigen Gekritzel auf einem Notizbuch und dem bürgerlichen Aufzug nach zu urteilen, konnte es sich bei dem Redner gut um einen Mitarbeiter der Presse handeln.

Nervosität. Unsicherheit. Ein Vogel schlägt mit seinen Flügeln. Einmal. Zweimal. Dreimal.

Die Rufe wurden lauter. Die Menschen wollten eine Antwort.

„Ich habe in der Fabrik gearbeitet", begann sie und trotz ihrer Unsicherheit klang ihre Stimme klar und präzise. Raunen. Positive Zurufe. Kopfschütteln aus den Reihen des Adels. „Wenn wir ein Gesetz erlassen, das die Arbeitszeit in den Fabriken um drei Stunden verringert, gleicht die Mehrproduktivität in der Restzeit den Malus aus. Zudem könnten mehr Arbeiter auf unterschiedliche Schichten verteilt werden, was die effektive Arbeitszeit der Fabrikanlage wieder erhöht. Mit dem geringeren finanziellen Aufwand für die bestehenden Arbeitskräfte könnte das bezahlt werden. Minderjährige Arbeiter könnten somit einen Teil der Zeit entlastet und ein verpflichtender Schulunterricht innerhalb der Arbeitsstelle für sie organisiert werden."

Fragende Blicke. Das Raunen und Wispern in der Menge wurde lauter.

„Königin Marybeth – wollt Ihr damit sagen, Ihr gedenkt, die Arbeitsbedingungen in den Fabriken zu verändern?", fragte die Stimme des mutmaßlichen Journalisten.

„Wie soll das möglich sein? Das wird uns in den Ruin treiben", rief eine neue Person, „weniger Arbeit und damit ein niedrigeres Gehalt? Wollt Ihr uns in den Hungertod treiben?", eine andere.

Marybeth wusste nicht, was sie falsch gemacht hatte. Sie hatte doch alles gründlich erklärt. Vielleicht hatten die Menschen ihr nicht richtig zugehört. Gerade wollte sie ihre Absichten wiederholen, als Prinz George sich wütend vor sie drängte.

„Was Königin Marybeth eigentlich hatte sagen wollen", brüllte er aus vollem Hals, um den ausbrechenden Tumult zu übertönen, „ist, dass die Krone beabsichtigt, bessere Bedingungen für alle Beteiligten zu schaffen. Das Königshaus wird Möglichkeiten hierzu ausführlich prüfen lassen. Ihr werdet über die Zeitungen und öffentliche Ankündigungen Weiteres erfahren, wenn die Zeit dazu gekommen ist."

Erneut meldete sich der vorlaute Reporter zu Wort. „Prinz George, würdet Ihr dazu Stellung beziehen, dass es heißt, dass Königin Marybeth zuweilen nicht ganz auf der Höhe-"

„Das ist eine unerhörte Frechheit!", wehrte George ab, „wir werden uns keine dreisten Fragen oder unlauteren Anschuldigungen mehr bieten lassen. Die Krönungszeremonie ist beendet." Wütend gab er den Royal Guards Handzeichen, den Vorhof zu räumen und die Tore zu schließen. Dann schob er die sich wehrende Marybeth in den Palast.

„Was hast du dir dabei gedacht, du dummes Gör?", schrie er sie an, sobald sie außer Hörweite der Besucher waren.

Marybeth antwortete nicht. Beinahe stolperte sie über die Schleppe ihres eleganten, hochgeschnittenen Kleids, während sie ängstlich vor ihrem Onkel zurückwich.

„Während deiner Krönungszeremonie das Volk gegen dich aufgebracht. Ich verstehe nicht, was mein Bruder in dir gesehen hat. Weshalb er gerade dich zu seiner Nachfolgerin erhoben hat. Der Fieberwahn eines Sterbenskranken. Oder er wollte mir eines auswischen. Aber das wird jetzt ein Ende haben."

Er trat näher auf Marybeth zu, zog sie an ihrem Arm hoch, ihr Gezeter und ihre Schreie ignorierend. Die Wachen an den Toren sahen einander unsicher an. Offenbar wussten sie nicht, wessen Position gerade die Stärkere war – die der neunjährigen Königin oder die ihres Vormunds und Regenten. Sie griffen nicht ein.

George zog die tobende und heulende Marybeth hinter sich her, die Treppe hinauf und den langen Korridor entlang bis zu ihrem Schlafgemach. „Ich schwöre dir, dieser Unfug ist jetzt ein für alle Mal vorbei. Du magst die Königin von Loras sein, aber ich lasse keine Wahnsinnige mein Heimatland und mein rechtmäßiges Erbe zugrunde richten. Bis auf Weiteres bleibst du in deinem Zimmer, während ich überlege, wie ich mit der Situation verfahren werde."

⚜

„Das könnt Ihr nicht tun! Ihr seid vollkommen blind!" Arthur hörte seine eigene Stimme nicht nur, er spürte sie brennend heiß in seinem Hals.

Sein Vater hob die Hand zu einer deftigen Ohrfeige.

„Das wagt Ihr nicht", warnte Arthur, „ich bin nun volljährig. Kein kleines Kind mehr. Wenn Ihr mich schlagen wollt, nur zu. Aber lebt mit den Konsequenzen." Er meinte es völlig ernst.

„Das würdest du nicht wagen", knurrte Prinz George, ließ die Hand aber ein Stück sinken.

„Findet es heraus."

„Das brauche ich gar nicht", murmelte der frisch gebackene Regent und seine Augen verengten sich, „denn was Marybeth betrifft, muss ich mit dir nicht streiten. Du hast mir in dieser Hinsicht nichts zu sagen. Mir allein obliegt ihre Vormundschaft."

„Und mir allein obliegt ihr Wohlergehen", antwortete Arthur trotzig. Sollte sein Vater doch den Machthaber spielen. Er würde seine Cousine nicht einfach so im Stich lassen.

George lachte gehässig. „Dir obliegt gar nichts, Junge. Du hast eine Baronie geerbt und klare Anweisungen, was du damit tun wirst. In ein paar Tagen schon sitzt du im Zug nach Borderville und wirst von dort aus nach Sanctum reiten. Marybeth hingegen ist allein meine Bürde und du wirst mir nicht vorschreiben, wie ich damit umzugehen habe."

„Marybeth ist ein Mensch. So empfindsam wie Ihr und ich. Wahrscheinlich sogar noch viel mehr."

Sein Vater winkte ab. „Empfindsam. Du hast doch gesehen, wie teilnahmslos sie am Totenbett meines Bruders stand. Sie fühlt nichts. Sie ist ein kaltes Lebewesen ohne Herz und ohne Vernunft."

„Ihr habt keine Ahnung", mahnte Arthur, „ich habe Marybeth kennengelernt. Sie mag es nicht so zeigen wie Ihr oder ich, aber in ihr bewegt sich tausendfach mehr, als auch nur eine Person es hier verstehen will."

„Du bist jung und naiv, Junge. Ein verrücktes, kleines Mädchen auf dem Thron ist eine Gefahr für das Reich. Ich kann ihr die Krone nicht nehmen, aber ich kann dafür sorgen, dass sie damit kein Unheil anrichten kann."

„Ihr begeht einen Fehler", presste Arthur hervor, verzweifelt hoffend, dass er seinen Vater noch umstimmen konnte, „macht einen Rückzieher, bevor es zu spät ist."

Abfällig grinsend knallte George einen Zettel mit mehreren Unterschriften auf den Tisch zwischen ihnen. „Zu spät. Aus deiner Sicht ist es das bereits."

Besorgt überflog Arthur die Unterschriften auf dem Papier. Die Lords Channing und Grellon. Hochinquisitor Mannethorn. Erzbischof Edmund der Dritte. Zu ihnen gesellten sich noch einige weitere, weniger bekannte Namen, wie auch der des königlichen Leibarztes. Namen, die Königin Marybeth die Gesundheit ihres Geistes absprachen, sowie die Fähigkeit, selbst aktiv an der Regierung teilzuhaben.

Resigniert stöhnend ließ Arthur das Blatt sinken und blickte in die vor Schadenfreude funkelnden Augen seines Vaters.„Ihr habt das von Anfang an geplant …"

„Und wenn schon."

Arthur schwieg. Es gab nichts mehr, was er seinem Vater zu sagen hatte. Und das für eine sehr lange Zeit. *Hier geschieht ein schreckliches Unrecht*, dachte er frustriert und den Tränen nahe, *es ist eine weitere Tragödie für das Leben meiner Cousine. Gibt es nicht irgendetwas, was ich für sie tun kann? Wie ich ihr helfen kann?* Doch so lange er auch darüber nachdachte – es fiel ihm nichts ein.

Es war ein unschöner, verregneter Tag. Arthur wusste nicht, ob es Zufall oder Absicht war, dass die Tage ihres jeweiligen Aufbruchs zusammenfielen. Seine Koffer waren gepackt und ein Diener schleppte sie hinter ihm her. Es war nur das Nötigste. Seine Kleidung, seine wichtigsten Besitztümer, einige Bücher und natürlich das Violoncello, das Marybeth ihm geschenkt hatte. Alles Weitere würde er sich in Sanctum besorgen lassen, nun, da er das erste Mal in seinem Leben einen eigenen Hausstand gründete.

Der Lärm am großen Hauptbahnhof der Westseite von Loras war anstrengend – selbst für ihn. Kaum auszumalen, wie Marybeth sich fühlen musste. Er wagte einen kurzen Blick zu ihr. Ausdruckslos, wie immer folgte sie den Royal Guards und Dienern, die ihre Sicherheitseskorte bildeten. Arthur konnte nur hoffen, dass es ihr gut ging. Gerade erst Onkel und Ziehvater verloren, zur Königin gekrönt worden und schon wurde sie aus ihrer Hauptstadt und ihrer Heimat vertrieben – aus letztlich keinen höheren Beweggründen als reinen Neid. Das erste Mal in seinem Leben schämte Arthur sich für seine Abstammung.

Er wünschte, ihr Blick würde ihm mehr offenbaren. Hatte sie Angst? Schließlich brach für sie ein gänzlich neues Kapitel an. Ganz allein in der königlichen Frühjahresresidenz in Mistwick, im Norden der Restfall Highlands, wo nun ihr neues Zuhause sein sollte. Wo sie unterrichtet und 'zurechtgebogen' werden sollte, um den Ansprüchen ihres Onkels eines Tages zu genügen. *Als könnte sie das je*, schnaubte Arthur gedanklich.

Das Bahnhofspersonal läutete einen einfahrenden Zug ein. „Die Eisenbahn nach Borderville, Copperblood Barony!"

Da war er also. Der Moment des Abschieds. Arthur spürte ein schweres Gewicht auf seinem Herzen. Und Gewissensbisse, nicht mehr für seine Cousine unternommen zu haben. Er hätte alles getan, hätte er nur eine Möglichkeit gesehen.

Er drehte sich zu Marybeth um. Sie stand bereits vor ihm. Vorsichtig erhob Arthur eine Hand zum Abschied. Marybeth wich seinem Blick aus. Wie so oft. Doch dann, ehe er sich versah, umklammerten ihre dünnen Arme seinen Körper. Er konnte es kaum fassen. Ganz vorsichtig, als hätte er es mit einem wertvollen Gefäß aus porösem Porzellan zu tun, legte auch er einen Arm um sie und legte sein Kinn auf ihren Kopf. Irritiert merkte er, dass leise Geräusche von ihr ausgingen, während sie die Umarmung tapfer hielt. Sie summte. Es war das Lied ihres gemeinsamen Ausflugs in den Penningham Park Gentlemens Club.

Epilog

Marybeth schlug die Augen auf. War sie wirklich eingeschlafen? Wo waren sie? Sie blickte aus dem Fenster der Kutsche. Statt der erwarteten Berge sah sie einen Küstenstreifen und die ersten stürmischen Wellen des Geißelmeers, dessen tiefblaue und stetig unruhige Weite sie bereits aus vielen Unterrichtsstunden bei ihren Privatlehrern kannte. Doch was suchte sie hier? Nachdem sie den Zug samt ihrer Leibgarde in Nebeldorf verlassen und in eine für sie bereitstehende Kutsche umgestiegen war, sollte sie eigentlich nordwärts die Ostküste entlang nach Mistwick gebracht werden. Doch das Geißelmeer lag im Westen. In exakt der entgegengesetzten Richtung. Auch gehörte es nicht zu den Restfall Highlands, sondern zu den deutlich unruhigeren Outer Realms.

Irritiert sah sie den in einem Groschenroman herumblätternden Diener an, der ihr gegenüber in der Kutsche saß. „Wo sind wir?"

„Nun, Majestät, wir befinden uns genau auf der Route, die Euer Onkel, der Prinzregent, für Euch geplant hat."

„Das hier ist nicht die Route. Ich sollte nach Mistwick fahren. Das hier ist nicht Mistwick. Das hier sind nicht einmal die Restfall Highlands. Wir sind falsch. Das hier ist nicht die Route. Wir sind falsch."

„Beruhigt Euch", bat der Diener und hob beschwichtigend beide Hände, wobei sein Buch von seinen Knien glitt und er seufzend die Seite aus den Augen verlor, die er einen Moment zuvor noch gelesen hatte. „Nein. Wir sind nicht auf dem Weg nach Mistwick. Euer Onkel hatte es für besser befunden, weder Euch noch Prinz Arthur vorzeitig davon in Kenntnis zu setzen, aber Euch ist ein anderer Zielort bestimmt."

War das eine Entführung? Würde man sich ihrer nun entledigen? Das war interessant. Sie war noch nie entführt worden.

„Wohin werde ich gebracht?", fragte Marybeth – völlig neutral und ohne den Hauch von Angst oder Feindseligkeit in ihrer Stimme.

„Wir sind nahe des Mount Oakenheart. Unser Ziel liegt ein Stück südlich von der freien Stadt Zartbitter, wenn Ihr von dieser schon einmal gehört habt."

Das hatte sie in der Tat. Zartbitter war ein geschichtsträchtiger Ort mit einer reichhaltigen Vergangenheit. Viele ihrer Bücher handelten von der Korrumpierung des Oakenheart Stammes durch die Magie und der rühmlichen Vertreibung dieser Blasphemisten durch die heilige Kirche des Einen. Schon oft hatte sie gedacht, dass Geschichte niemals so schwarz-weiß sein konnte. „Und warum werde ich nach Zartbitter gebracht?"

„Das werdet Ihr nicht. Wie bereits erwähnt, liegt unser Ziel etwas weiter südlich. Es ist eine wunderbare und sehr verschwiegene Heilanstalt für Menschen, deren Seelen durch schwere Schicksalsschläge einen dauerhaften Bruch erlitten haben. In diesem Sanatorium werdet Ihr bestmöglich versorgt und man kann auf Eure Bedürfnisse eingehen und über die Jahre – wer weiß – möglicherweise Fortschritte mit Euch erzielen."

Marybeth verstand – und war sie sonst immer dazu bereit, sich an alle Begebenheiten bestmöglich anzupassen, so behagte ihr diese neue Information überhaupt nicht. „Ihr bringt mich in eine Irrenanstalt."

Der Diener schwieg und hob räuspernd sein Buch vom Boden auf, doch Marybeth benötigte keine Antwort. Sie hatte genügend gehört, um ein ziemlich klares Bild davon zu haben, was die Zukunft ihr nun bringen würde. Einen flüchtigen Augenblick erinnerte sie sich an die schönen Momente in der

Fabrik. An die Zusammenarbeit mit Arthur. Die Musik. Den Tanz. Die Nähe. Das Vertrauen. Und dann kehrte es zurück. Das Eis. Und von einem Moment auf den anderen war sie es wieder. Völlig ungerührt.

To Be Continued...

☙ ❈ ❧

Nachwort

Martyria Stories – The Marybeth Chronicles Part 1: Unge-rührt ist eine Fantasy/Steampunk-Novelle im Rahmen des „Martyria"-Universums.

Interesse an mehr? Check this out!

Über den Autor

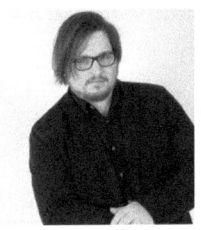 **Simon van de Loo** wurde am 26.11.1991 in Düsseldorf geboren. Schon in jungen Jahren entwickelte er ein starkes Interesse an belletristischen Texten. Während seiner Schulzeit entdeckte er seine Liebe zum Fantasy-Genre und begann im Alter von etwa 10 Jahren seine ersten Geschichten zu schreiben.

Im Jahr 2015 begann er dann mit dem Projekt "*Steamworks&Fangs*", einem jugendlichen Cross-over aus Fantasy und Coming-of-Age-Drama, welches jedoch nie vollständig fertiggestellt wurde.

Simon van de Loo's Schreibstil zeichnet sich durch einen aktiven Einsatz von Beschreibungen und Metaphern sowie tiefe Einblicke in die Gedankenwelt seiner Protagonisten aus. Nach einer längeren Pause, in der er seinem Beruf in der Altenpflege nachging und Vater wurde, fand er 2022 die Inspiration, um wieder an einem großen Romanprojekt zu arbeiten. So entstanden "*Tales of Martyria*", ein Steampunk/Fantasy-Epos mit einem ausgeprägten Sinn für die psychologischen Aspekte seiner Charaktere – und die "*Martyria Stories*", eine Reihe von Novellen und Kurzgeschichten, welche sich in der selben Welt abspielen.

Weitere Veröffentlichungen

Tales of Martyria – Zwischen Clan und Ehre (Roman, Trilogie, Erster Band)
ISBN (Hardcover): 978-3347955332, **ISBN** (Softcover): 978-3347955325

Martyria Stories vol. 1 (Deutsche Ausgabe, **Kurzgeschichte**) – Schwefelstein
ASIN: B0BZ53B35T

Martyria Stories vol. 1 (Englische Ausgabe, **Kurzgeschichte**) – Sulfurstone
ASIN: B0C3XT9G9H

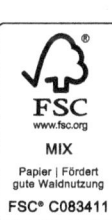

Zeitfracht Medien GmbH
Ferdinand-Jühlke-Straße 7
99095 Erfurt, Deutschland
produktsicherheit@kolibri360.de